# 父の話法

丸山泉
*Maruyama Izumi*

石風社

# 父のつぶやきの言葉がきこえる

山本源太

「源太さん、まえがきを書いてくれんね。これを出さんと前に進まれんたい。四枚でも、五枚でもいいけん。ちょっと急ぐたいね」

電話の向こうから、少しせっかちな、すぐ泉さんとわかる声が聞こえた。泉さんは、今や大世帯の病院を切り盛りし、研究も怠らない内科臨床のお医者さんである。僕は患者のときは先生と呼ぶが二人だけのときは泉さんと呼ぶ。だって同じ父をもつ兄弟同士と勝手に決めているのだもの。

それにしても、ほかに適任の方がおられるのにと思いながら顔を思いうかべてみた。谷川雁、安西均、川崎洋、松永伍一、森崎和江。泉さんが物心つくころから身近に接して、なによりもこのエッセイを目を細めて喜ばれるはずの、詩誌「母音」の方々はほとんどがこの世におられない。あるいは身体を気づかって声をかけられなかったか。いわば泉さんにとってそんな叔父さん、叔母さんの親身な反応を僕は聞きたかった。

電話があってまもなく石風社からほとんど完成している校正紙が送られてきた。初め一つ、二つと目を通すと元気のいい泉さんの話ぶりを思い出した。医療の現場ではあちらこちらと出講していることは知っていたが、直接あらたまって肉声を聞くのは、久留米市が主催している「丸山豊記念現代詩賞」の表彰式でのスピーチである。端的でスピード感があり、核心にぐいぐいと切り込む、すかさず力を抜いてすぐさまそれが当然のようにいつもの日常にもどる自然さ。受賞者の講演や選考の講評はもちろん刺激的だが、泉さんの父、豊先生のエピソードが入った話が加わることで、全体の厚みがどれだけ深まることか。毎回それはたのしみな事件なのだ。

けれど活字を追う途中からどうしても先へ進めなくなった。泉さんにとって父の丸山豊先生のところにくるとなぜか目に涙が湧いてくる。だから僕では駄目なのだ。

「シダの研究」には泉さんの小学高学年のころのことが記されている。夏休みの課題研究のヒントに、シダ、とか橋とかの父からの提案があり、また花についてはバラと野辺の草花の比較があり、それぞれ嗜好する人の違いやそのどちらにも目を向けることを忘れないようにするという細やかな気くばりがあったとのこと。ようどげんもならんやったなあというのが僕の素直な感想なのだ。泉少年はきちんと受けとめて記憶にとどめ父の没後二十年近く経て、その教えとも、単なるつぶやきともいえる一語一語を「生きていく上で必要な眼力」のようなものを黙って伝えてくれたのだと述懐するあたりにくると、そうだ、そうだと共感すると一緒に、僕自身もかたじけなくなってついついメガネが曇って先に読み進むことができなくなる。

昭和四十一年から僕は陶郷小石原の窯場でロクロをまわしていた。かたわら、村の青年団の若衆の誰彼を誘って文集を出した。一、二回するうち一人減り、二人減ってやきもの仲間の五人になった。それでは文集でなく同人誌にしようということになって、各々思いつくままに詩、評論、短歌、俳句、エッセイとおぼしきものを書きつらねた。それをねたに批評しあったり、親方に内緒で焼いた器で茶を点てたり、酒をのんだりした。誌の名はやきものにちなんで「詩《うた》火《び》」とした。皿山はやきものの里だが、それだけの明け暮れに若さゆえのいらだちを感じてもいた。

それもまたいつの間にか原稿が集まらなくなってとうとう一人になってしまった。ええい、ままよ。そうなればそれで個人詩誌として続けることにした。目指すべきものへの想いをどうにかして吐き出さなければ、焦燥は収まらなかった。印刷は小学校職員室の小さな謄写版印刷。鉄筆のカリカリした音が心地よかった。当時、寂れていたが秋月の布団包み用の茶色の和紙を用い、版画や絣の布のコラージュで表紙の装幀をたのしんだ。葉書を少し大きくしたサイズで十二、三ページのものを十部ほどつくった。ふるさとの詩友や、紹介されて知り合ったばかりの、後につれあいになる女性に送って自分を慰めていた。

小石原皿山は、冬は厳しかったが、生気は満ちてものつくりにはふさわしい環境だった。受け入れてくださった窯元の家族も親切だったが、当時他所から来て、そこで独立することなど以っての外だった。窯元に生まれても一子相伝、二男は窯を持つことは許されない時代だった。将来に希望を持つことができず、遠くない日に山を降りる覚悟をしていた。そのころ久留米市に住む詩人丸山豊先生から「遊びにこないか」と再三の伝言を受けとった。詩人でお医者さんと聞いただけでおじけづいたが、寄方ない不安からふと訪ねてみる気持になった。

お盆の休みを利用して医院の戸をたたくと「おう、よう来たね」といいながら手を広げてすぐ招き入れて下さった。一目、目を合わせるなり、挨拶もそこそこに「陶工を何年しているか」「それだけしたなら自分で焼くことができるだろう」と矢継ぎ早にいわれたあと、「しばらくここに居らんね」といわれた。居候である。眼玉だけは剥いていたが、粘土のこびりついた怪しげな男を先生はなぜ家に入れたのだろう。三度の食事と映画の招待券、それに珈琲店への道を案内された。医院の二階は入院患者のために十九床あり、奥の二つは特別室となっていた。一部屋を僕。もう一つはどうやら息子さんが使っておられた様子。そのとき、ちゃんと泉さんに会って話をしたかどうか。十月稲刈りの頃には先生の導きによって特別室を出、星野焼を再興すべく星野村へ旅立ったのである。

詩作のことで先生に手紙を出したものの、直接訪ねることをためらっていた様子の古賀忠昭君が先生と僕との関係をどこで知ったのか、柳川、沖の端から初窯を焚いたばかりの小窯をたずねて来た。すぐさま、先生の呼びかけに集まっていた現代詩研究会「タキギ」塾に案内した。先生の目にかなった忠昭君は丸山医院の運転手として就職した。医学生になっていた泉さんと忠昭君と僕は、会うなり幼いときから一緒に育ったような気分になった。酒を飲んだり、ライブハウスで踊ったり、たしか池町川の六ツ門にあった国際ナントカという名の劇場の薄暗いネオンに胸をときめかしたりした。わるの経験では一枚も二枚も上で、すでに超越の域に達していた忠昭君に悪ぶりの手ほどきを受ける按配。それは束の間のことではあったけれど三人による兄弟の契りの儀式だったかもしれない。

「源太さん」という一文ではまたこみあげてくるものがあった。僕のことではない。その最後の方に「蛍橋」という詩がある。豊先生が急逝された翌年、泉さん三十九歳のときに書いたと記されている。同じ場所で夫人とともに、それよりおよそ二十年前に蛍を見た豊先生のエッセイ「定本丸山豊全散文集」(創言社刊)から一部引用してみる。

## 蛍

かすかな息づかいで明滅する蛍。もしあの光が、じっと点っているだけのものなら、あれほどせつなく、ひとの心を誘わないだろう。風にながれてすっと光を消してゆくときのかなしさ哀れさが、私たちの思いをくらいところへひきこんで、それもつかのま、ふたたび青白い火を点すそのうるおいのある美しさ。(中略)かれにすすめられるまま星野川まで坂道を下った。瀬音がとどかぬ高さに橋がかかっていて、この橋けたにもたれて蛍をまった。ものの十分もたたぬうち、谷をのぞきこんだ森のいたるところで蛍が呼吸し、澄んだ無数の火を呼んで、まるで不思議の国に迷いこんだ心地である。なにやら気高いものの恩

寵が、人間のすがすがしい意志とともに、ここではまだあきらかに生きていた。（後略）

父とともにある日々のことは「すべて感性の中にしるしておきたかった」としながら、泉さんにとって死の父を迎えに行く「アンカレジへの旅は、僕の始まりの旅でもあった」。きっぱりした決意の一行には、そうだろうなあとまた涙が重なった。それはあえて言葉にしようとするのではなく、思いが言葉になって生まれてくるまさにその瞬間だったかもしれない。

生前、豊先生に会った者は、会った人の数だけ受けとめ方があったと思う。僕は孤独な思念の大海原に漕ぎ出す勇気を与えられ、その父性に敬慕を強めたと思う。詩人忠昭君も、先生が「自分を養子にすると言うとらしたですもん」といってはばからなかった。没後、泉さんはある会で、これだけは言っておかなければならないと前置きして、ここに居られる皆さんにとって父は皆さんの父かもしれないが、本当の息子は一人自分であると宣言された。その場はどっと沸き立った。そのユーモアに乾杯。

# バランスの人

日本プライマリ・ケア連合学会理事長　前沢政次

社会が真に必要としているのはバランス感覚の優れた人である。

丸山泉先生と出会ってその感を深くした。発言が論理的で鋭い。厳しいなと思うことすらある。それでいて、会議が終わると「今度ぜひ一緒に飲みましょう」とやさしくニコッとほほ笑む。日本プライマリ・ケア学会理事会でのことである。

どんな人生を生きてきたのだろうと好奇心旺盛なぼくは先生に強い関心を持った。泉先生の医療論『いまどちらを向くべきか』では診療態度、医療経済、医療政策など先生の卓見を読ませていただいたが、本書からはその源泉とも言える生活の営みを知ることができる。やはりお酒はそうとう強そうである。涙もろそうでもある。もし、一緒に酒を飲んだら、ぼくの身体に入ったアルコールが全部涙になってしまうかもしれない。

患者さんとのこころのふれ合い、業とも言える医師の所作、友人や知人との幅広い交流、ユーモラスな旅、男女比二対三でハワイで写真まで撮りながら、そのことを思い出さず見合い結婚したお二人、何とも微笑ましい生活の彩りが綴られている。さすがは、医師にして詩人であるお父上に育てられた泉先生である。お父上同様、天は二物を与えたのだ。

家族、親族を描いた文章では涙を誘う。どの家庭も影を背負う。戦争が傷跡を残す。しかし、皆たくましく、しなやかに生きる。「ネアカのびのびへこたれず」である。

お父上が正義の大切さを泉先生に伝える。それは協調、勇敢、清潔な正義である。個人の日記に書かれた言葉ではあるが、普遍的かつ永遠の知恵である。

# 父の話法　もくじ

# I

# 雨の名前

　久しぶりに湯布院に相方と行きました。これも久しぶりですが、筑後では雨が三日間続きました。水を欲していた木々と大地にとって恵みの雨です。湯布院でも雨が降って路面がまだ濡れています。朝十時頃、旅館玉の湯に併設する喫茶ニコルに着きました。相方はいつものアンパンにコーヒー、僕はアップルパイにミルクティーで午前中をゆっくり過ごしました。途中でいつものようにアンパンとアップルパイを交換しましたが、やっぱりアップルパイにはミルクティーが合うと相方は言います。幸いアンパンは僕のミルクティーにも合います。と言うことでいつものようにコーヒーとミルクティーも交換です。

　少し歩こうかと外に出ました。もう雨はやんでいますが、紅葉はこの雨で一番の見頃が過ぎてしまったようです。掃かれて集められた枯れ葉が小径の両脇に積もっています。しばらく歩くと赤い山茶花と白い山茶花が並んで咲いていていました。山茶花梅雨って知ってる、と相方が聞きます。僕は知りません。他にも菜種梅雨やすすき梅雨があるのよ。へぇー。彼女に聞くと菜種梅雨は三月下旬から四月上旬にかけての降り続く雨、すすき梅雨とは秋の長雨、そして山茶花梅雨とは今の季節、ちょうど山茶花の咲く頃に降り続く雨のことだそうです。薄着で出てきたので肌寒いのですが、そろそろ冬に入る湯布院で久しぶりに感じるこの寒さをむしろ心地よく感じます。もうコートがいるわね、帰ったら出しとかなきゃ。

またしばらく行くと自然食のパン屋さんがあります。ここにはモモという名の長命の小型犬がいます。十七年ここの主人と一緒に暮らしているそうです。小さな薪ストーブの横でクッションに乗って、ちょうど我々が居眠りする時舟を漕ぐのと同じ動作でこっくりこっくりやっています。そのうち完全に寝てしまいました。主人が言います。もう少し長生きしてもらわないと。モモに会いに来られるお客さんが多いんです。最近痩せてしまって骨と皮になりました。でも食欲だけはあるんですよ。これも齢のせいでしょうね。人も犬も同じだね。薪ストーブの煙突の管理の仕方なんかも話して、パンを数個買い店を出ました。

詩人の高橋順子さんが書かれた『雨の名前』という本があります。ご主人は『鹽壺の匙』の作家車谷長吉さんです。こんなに色んな雨の名前があるのは日本語だけだそうです。雨の名前、帰ったらもう一度読んでみます。

こんな日曜日は滅多にありません。もう少しゆっくりしたいのですが、相方は荒れた爪の手入れに今から福岡のネイルサロンに行くと言います。今日は一日運転手。三月から、土日は高速道路はどこまで行っても千円ですから。

# 元日の朝

暖冬の朝です。久留米の自宅から小郡市の仕事場である病院へのこの道を、もう何度通ったことでしょう。そろそろ四半世紀になるのです。通い慣れた道ですが元日の朝はまた違います。それにしても正月仕度も変わってしまいました。門松を立てた家はまず見かけないし、玄関のしめ縄も飾っていない家が多くなっています。いくつかコンビニを通り過ぎていきますが、正月モードに入っているらしくこの店は飾り付けされています。でも売っている品物はいつもと同じなのです。季節を失わせた元凶の一つが正月も休まないコンビニであるのに、変なものです。

昨年末からの暖冬、年末までにほんの少し雪が降ったことはありましたが、一月もひょっとすると霜にも氷にも無縁かもしれません。「地球の温暖化」って言うけれど、子供たちの時代、二十年後にはどうなっているのでしょうか。福岡六区選出の代議士、鳩山邦夫さんは三十年後には地球規模の食料不足と水不足が起こると演説会で話し、環境問題を政治の場へと力説されます。ＮＨＫのスペシャル番組でも食料と水の不足について取り上げていました。理論的には確からしいのですが皆呑気なのはなぜでしょう。もし、その三十年後が本当に来るのなら、今起きているいろいろなことも実は些細なことでどうでもよいことかもしれない、なんて考えながら車は新しい道に出ます。ラジオでも聴くか。

ＦＭ放送のスイッチを入れると女性が雑煮の話をしています。やはり正月だなと聴いていると、いろんな地方での雑煮の違いについてです。「だし」の違いになって彼女はこう言うのです。「私の家の雑煮のだしはチキンでとるの……」。この後も何度もチキン、チキンと繰り返します。

思わず独り言が出ます。「違うだろう」「雑煮のだしは鶏で取るんだろう」

正月も変わってしまいました。チキンと鶏はやっぱり違います。

屠蘇はともかく、三つ肴、雑煮、煮しめにはそれぞれの家や地域に伝わる伝統があります。伝統は長い歴史で得た知恵でもあるのですから、正月くらい大切にしたいものです。

# モクレン科のその花を

寒い日々が続いた後の今の時期になると、日差しがありがたくてしょうがありません。春を待ちわびる気持ちは昔から歌に詠まれ、詩に書かれ、絵に描かれてきました。還暦近くになってやっと分かることの一つが待ちわびる春なのでしょう。通勤の途中、筑後川の川辺には菜の花が満開です。僕の部屋には百号の菜の花の絵がかけてあります。菜の花をいつも眺めていたいので、プロバンス帰りの石山義秀画伯に筑後川に足を運んでもらい描いていただいた絵です。その筑後の菜の花もめっきり少なくなっています。僕が黄色を好きなのも、幼い頃の菜の花の原風景があったからに違いありません。菜の花の黄色と少し霞のかかった春の空の青は、見事な調和です。残念ながら最近ではこの季節に黄砂が多く、車は黄色というよりは黒ずんだ泥色の砂をかぶり、咽喉頭はいがらっぽく、ひどい時には顔の皮膚がチクチク痛みます。ゴビ砂漠やタクラマカン砂漠から風に乗って運ばれた黄色の砂と思えば、ロマンがなくはありませんが、同じ系統の色でも菜の花の澄んだ黄色とは違います。散布された農薬などの有害物質も含まれていると聞きます。そして、ひどい花粉症の僕にとって最悪の季節です。黄砂が花粉症の増悪因子であることは僕においては間違いないのです。

　通勤の途中、菜の花畑を過ぎると、辛夷《こぶし》の花があちこちで咲いています。道沿いに街路樹として植えられた辛夷は、庭のそれとは違って少し画一的で趣には欠けますがそれでもいいものです。ちなみに辛夷の花言葉は「友情」。シンイとして生薬に使われることは皆さんご存知でしょう。辛夷の花を見ると、世田谷に住む新川和江さんとタオイストで信州伊那谷に住む加島祥造さんが、二人で織り成した詩集『潮の庭から』の一節「モクレン科の　その花を」を思い出します。「世田谷のこのあたりにも　庭先に辛夷の花を咲かせたお宅が幾軒かあって、」で始まる詩です。辛夷の花一つに詩人は心を映し、表現は丁寧なのです。

　今日は雨。桜は三分咲き、木瓜、レンギョウの花も咲いています。洒落たお宅の庭にはうつむき加減のスノーフレーク、クリスマスローズ。こうやって通勤するとまた楽しい一日が始まります。

　そう言えば、今日の朝自宅を出る時に気付きました。いつも見過ごしていたところに、見事な薄桃色の花を咲かせている低木の椿があるのです。いや、山茶花ですか。春を愛でる気持ちを感じるようになったこの齢まで見えなかったものがたくさんあります。子供の頃ベランダから空を見上げ飽きずに眺めていた雲に、亀や蛙や子犬を探した僕の目も、今は老眼で二重焦点レンズが必要です。見えなくなったのは老眼だけのせいではないのでしょう。椿か山茶花か、僕は一輪がすとんと散り落ちる椿の潔さが好きです。なかなかそんな風には行かないと思いますが。

# 六月二十日金曜日　今日も雨

昨日からの集中豪雨で筑後川の水位もぐんと上がり、いつもなら健康ウォーキングに熱心な人たちがいる河川敷もすっかり水に浸かって、どこからどこまでが本当の川か分からなくなり流木も流れ込んでいます。今年の入梅は六月十日。梅雨も幼い記憶の頃とは少し変わって熱帯型に変化しているのを実感します。

小学校に上がる前の断片的な記憶の中で、はっきり覚えているものがいくつかあります。その頃住んでいた久留米の家には広くて長い縁側があり、そこに座って、軒先の樋から溢れた雨だれが庭に落ちてはじけるのをずっと見ていました。大きくはじけるもの、小さくはじけるもの、短い間隔、ちょっと長いもの、混在しているけれど何かしら規則的な水の動きをあきずに眺めたものです。雨粒は雨樋から地面に落ちてはじけます。小さな雨粒ですが長年かかって少しずつ浸食し溝を作っています。浸食によってできた一本の溝に沿って絶え間なく落下する雨だれ。時間が止まったような雨音だけの静寂が続きます。幼い僕にはまだ時間の持つ条理も不条理も関係ありません。雨の時間がそのままずっと続く気がしたものです。

温暖化のせいと言われていますが、最近では雨の降り方も緩急が極端になりあの頃とは違ってきています。でも雨は雨、雨の形と音には、やはり何かしら人の心を安らわせるものがあります。

ほんの今、強く引き裂くような雷鳴が聞こえました。近くに雷が落ちたようです。最近の雷は遠くからゴロゴロと始まり近づくのではなく、突然ドカンとくるのが特徴と天気予報の専門家が話していました。これも温暖化のせいなのでしょうか。もっとも、客観的な数値からは、実はそんなに温暖化は進んでいないと反対の意見もあるようです。

子供の時の記憶に戻ります。母親からごはんよの声がかかるまで、じっと縁側に座って雨だれを見ている自分、ただそれだけのことですが、幼年期や少年期の体験はこの年になってやっと意味を持ちます。雨音も雨水の組成もあの頃と同じなのですから、変ってしまった自分がそれを確かにするのでしょう。

今の家は座敷以外に縁側がなくほとんど洋式です。雨が降るたびにわざわざ座敷に行くこともなく、おまけに一歩家を出ると通学路も街も完全アスファルト舗装、ここで育った子供達にはちょっとすまない気持ちです。雨だれの記憶ぐらいは同じものがいいのにと思います。そういえば、紫陽花の頃、行列していたカタツムリや雨蛙を見なくなって久しくなります。見なくなったのか、見ていないのかそれは分かりません。

# 辛み大根細千切り仕立て冷やし蕎麦

雨の日が続きます。湿度も高く散歩もままなりません。とは言ってもボーッとしているのが苦手なので、日曜日に福岡に出て、雨を気にせずに歩ける地下街やデパートをうろうろすることにしました。相方が新しいフライパンがいると言うので、岩田屋デパートの六階に行ってみると、通路に向かってテーブルを準備して一人の男が立っています。テーブルの上には、千切りや短冊状にスライスされた色々な野菜が山と積まれています。相方がフライパンを選んでいる間しばらく見ていたら、お年寄り夫婦がそのテーブルに近づいてきて話しています。今まで携帯メールをしていたりで静かだったその男性は、急に自分が売っているものの説明を始めました。なんてことはない、野菜を短冊状にスライスする手のひらサイズの道具なのですが、彼は手に取る野菜を次から次にみごとな短冊状に仕上げていきます。キュウリ、さつま芋、大根、人参、そして牛蒡やトマトまで。もちろんトマトは短冊状とはいきませんが、じょうずに薄くスライスされています。お見事。彼の口上と道具の切れ味に、一人また二人と通りすがりのお客さんが足を止めテーブルを囲み、あっという間に二十人ほどになりました。客の中からスライス機を購入する人が出てきました。口上の途中でも、そちらに向かってありがとうございます、お会計はあちらでお願いします、と目配りは完璧です。今度は、刃を簡単にかえることが出来ますと千切り用の刃に変えて、大根を素麺のように仕上げていきます。これを見たのがいけませんでした。僕の頭の中で、昨日買っておいた生蕎麦と合体してしまったのです。そうだ、辛み大根を千切りにして冷やし蕎麦の上に載せ、蕎麦つゆをかけて食べたらうまいに違いない。キュウリの千切りも加えてみよう。相方がフライパンを購入して僕のところにやってきました。僕の頭は辛み大根仕立ての冷やし蕎麦でいっぱいです。あれを買って帰ろう。渋る彼女を説得してスライス機と細千切り用の替え刃を買ってしまいました。総額三千円程度。高いのか安いのか。

　その日の夕食当番はもちろん僕です。生蕎麦を一分間ほど茹で、水で冷やして皿に盛り、その上に水をよく切った辛み大根とキュウリの千切りを載せ、これではちょっと寂しいので豚しゃぶも載せました。何でもその男はマーフィー何がしと言って、口上して売る実演販売の世界ではつとに有名な人だそうです。確かにあの技はまねの出来るものではありません。ちなみに商品の名前はニュー・スピードピーラー、ステンレス製。なんてことはないのですが。三千円で楽しい一日になりました。

# ミミズの足跡

梅雨も明け、冷房なしでは熟睡することが難しくなってきました。日も長くなり朝五時にはもう明るくなっています。きのう七月十日の正確な日の出は五時十六分。

五時十五分に久留米の自宅を出て、近くの西国分小学校の横にある童女木池《どうめきいけ》の周囲を三周して帰ると、ちょうど三十分のウォーキングです。朝早いのに十数人の方とお会いします。おはようございますと挨拶を交わしながら池の周りを歩きます。童女木池の名前の由来はよく分かりませんが、文化十四年(一八一七年)、近隣農地の水不足を解消するために作られた溜め池だそうです。春、池を取り囲む満開の桜並木は市民の絶好の花見所になります。出身校ではありませんが西国分小学校は明治中期に設立のはずですから、何万人もの卒業生がこの桜を見ながら新学期を迎えたことでしょう。童女木池にはアヒルやカルガモ、白鷺が住み着いています。中に人慣れしていて、ウォーキングコースの遊歩道の真ん中に陣取って動こうともしません。中には学校と池の間の車も通る舗装道の真ん中で、まだ寝ている大胆な路上生活と思しきやつもいます。少し大きくなった子供たちを引き連れたカルガモ一家も、全く人を気にせずに一列縦隊で草の多い土手を散歩しています。さすがに飼い犬と鉢合わせになるとやおら移動していきますが、飼い犬の方も慣れていてワンとも言いません。

今日はなぜかたくさんのミミズが舗装していない池の周囲を囲む遊歩道に出ていました。体力のあるミミズがいて、三十メートル位の長い足跡を残してなお前進し頑張っています。乾燥したところから湿潤な池の方に向かって移動しているようで、長い足跡の先端で懸命に前進しているミミズは何か健気です。爽快な朝のウォーキングの途中で、実直にそして前向きに生きているミミズを踏みつけては申し訳ありません。ましてや、僕は昨日も遅くまで町で飲んでいて、少し酒臭いのです。そんな僕が踏みつけては彼らも浮かばれません。踏みつけないように下を向いて注意深く歩いていると、小室等の歌った「おはようの朝」が自然と口から出てきます。「夢には明日がかくれている、だからお早うの朝はくる」。作詞は谷川俊太郎さんです。数十年間童女木池横のこの小学校で校医を勤めた父も、同じおはようの朝だったのでしょうか。

カルガモやアヒルや白鷺やミミズには無言で、人には声を出して、おはようございます。

# 夏の蝶

蝶は三春の季語です。つまり、立春から立夏の前日までの季語ということになります。ですから、今頃蝶の話をするのは風情を欠くのかもしれません。

学会出席の折、雑誌で見た深大寺の蕎麦を一度食べてみたくなり、新宿から調布までは京王線で、調布駅前からはローカルバスに乗りかえ、蕎麦のための片道四十分程度の旅をしてきました。いやはや日本の高齢化もはっきり目に見える形になっています。二十名ほどの少し小型のバスの乗客のほとんどは高齢者、それも評判の悪い言葉で言えば後期高齢者と思しき人たちです。バス乗り場で、この中では間違いなく若い僕に、お年寄りの女性が、「このバスは深大寺行ですか」と尋ねられました。バスの正面には大きく深大寺行きと書いてあるのに。「はい、終点ですよ」、と答えるとリーダーと思しき女性は納得され、そのことを大声でグループ全員に伝えていました。全員がバスに乗り込み、各駅停車のバスは調布駅前から深大寺に向かいます。途中、神代植物公園に沿ってぐるっと遠回りをして、終点深大寺となります。

先程のリーダーの女性、なにやら落ち着きません。二つ目の駅でもう降りようとするのです。仲間の二人から「ここじゃない」と言われても、それを無視して運転手さんにまた、「深大寺はここで降りるの」と尋ねています。運転手は事務的に、「まだですよ」と答えます。結局、彼女達は降りることはなくうやむやのうちにその駅は通過して、次の次の駅は神代植物公園前です。バス停の表示は神代植物公園前とはっきり書かれていますが、音《オン》がいけません。運転手さんがジンダイショクブツコウエンマエと言うものですから、またあのリーダーの女性がそのジンダイに慌てて皆に声をかけ降りようとします。そのグループはバスの中で三ヶ所に分かれて座っていましたが、リーダーに促され、その内の一群四名が一緒に降りてしまいました。残ったお年寄りはぶつぶつ独り言のように「ここじゃない、まだ先なのに」と話しています。グループは二つに分かれてしまいました。ここでの降車グループとまだ乗車グループの二つです。神代植物公園は都立の広大な公園で、その公園沿いを反時計回りにぐるっと走った、ちょうど反対側が深大寺の山門となります。公園を通過しながら、あの降りた人たちはどうやって山門までくるのかなあ、仲間と再会できるかなあ、などと心配してしまいました。よりによってその日は最近一番の暑い日でおまけに湿度も高かったのです。そんな心配をしつつも、もう一駅で目的の蕎麦屋です。早く蕎麦が食べたいものです。

深大寺の山門前に嶋田屋という江戸時代から続いている蕎麦屋があり、ここでざる一枚を注文し、ものの数分でたいらげ、それから深大寺境内を散策しました。境内に大きなナンジャモンジャの木がありましたが、僕の病院にも一本のナンジャモンジャがありますが、さすがにこちらの方が大きく堂々としています。

一時間ほど時間をつぶし、またあのバスに乗りました。今度もほとんどお年寄りです。杖を持ってリュックを背負い、まだまだ歩ける健脚のお年寄りばかりです。帰路は往路と違う道です。このバスは一方向をぐるぐる回っているのです。二駅ほど過ぎた時、白い蝶が一羽バスの中にどこからか入ってきました。後ろの座席から、帽子を被ったお年寄り達の間を飛び回っている蝶を見ているとなんとも言えない心地よさを感じました。いろんな色、形の帽子をかぶったお年寄りの後ろ姿と一羽の蝶。春の蝶もいいのですが、今日の夏の蝶は格別です。

病院のナンジャモンジャは四半世紀前に開業祝にといただいたものです。その女性は戦後大陸から引き上げる時、筆舌に尽くせない苦労をされたと父から聞いたことがあります。どんな、と訊ねても笑って父は何も言いません。その方にもうお会いすることはできませんが、病院のナンジャモンジャの木は白い花を咲かせ元気です。

# 夏蝉の頃 一

記録的な猛暑が続いています。立秋とか処暑という言葉が死語になりそうな感じです。平成元年の、というか、裕仁天皇が亡くなられ昭和天皇と追号された年の八月も暑く、耳鳴のように蝉の声が聞こえていました。僕の姉二人と上の姉の長男とで、彼の大学合格祝いを兼ねてヨーロッパに行く途中、日本航空の機中で父は意識を失いました。まだアンカレジ経由の頃です。アンカレジに給油で立ち寄る一時間位前のことでした。着陸と同時に救急車で搬送され、そのまま同地のプロビデンス病院に入院し、一日半後に他界しました。母は持病のため自宅に残っていたのですが、父が倒れたことは、アンカレジからの深夜の電話で僕と相方だけが知っていました。母の持病の心臓に悪いと伏せていたのです。

ところが、現地からの通信社の一報が新聞社とテレビ局に入り、ＮＨＫのニュースで、父が亡くなったことを母は突然知る結果になってしまいました。亡くなったその時間、僕はアンカレジに向かう機上にありました。成田空港で主治医の女医さんと電話で話し、病状を聞き、「出来れば僕が行くまで何とか頑張って欲しいが、現状を分析してどうしようもないのであれば、延命については主治医にまかせる」と話して搭乗しました。僕が乗った飛行機が出発してすぐ父は亡くなりました。

病院では書類の作成、支払い、そして病院から移される安置所での処置についての契約を交わし、お世話になった領事館と日本航空の現地スタッフにお礼を言い、遺体はカーゴ便でというルールでしたので、約四時間の滞在の後、とんぼ返りで遺体とは別の便で帰ってきました。福岡空港では新聞記者に囲まれ、やっと帰宅し、後で着く遺体を待ちました。突然父の死を知った母に、誰がどう経過を説明したのかよく覚えていません。ただ気丈な母であると再確認しました。僕は僕で次から次へと出てくる問題を決定していくのがやっとでした。

その命日が八月七日です。日付変更線の関係で日本では八月八日となります。もう十八年前の話ですが、同じように蝉が鳴いていて、まぶしいばかりの日差しにすべての建物が真っ白に見えた数日であったことを覚えています。

予期せぬことが起こるのが人の世ですが、三十九歳の僕には大きな試練でした。

予期せぬと言えば、たまたま父達が乗った日本航空便のチーフパーサーが姉の小学校の同窓生であったこともそうです。まだ国際線に乗務している彼は、今でも僕のところに時々やってきます。彼が乗務していたことで姉達がどれだけ心強かったか、予期せぬことにはいいことも悪いこともあるのです。

蝉時雨　子は担送車に追いつけず

石橋秀野（山本健吉夫人）最期の句、山本健吉の父石橋忍月は八女郡黒木町出身です。

# 夏蝉の頃 二

夏、蝉の切れ間のない鳴き声を聞くころになると、二つのことを考えます。一つは父が渡欧中の機内で意識を無くし、アラスカ、アンカレジの病院で亡くなった日が日本時間の八月八日で、久留米での葬儀はまさに灼熱の真夏日で、同じ蝉の声が聞こえていたこと、二つ目はあの大戦のことです。蝉の頃になると戦争関係の番組がいくつも放映されます。原爆投下の二つの日、そして終戦記念日まで続きます。

蝉は成虫になって長くても一ヶ月程も生きません。でも、幼虫として地下生活する期間はアブラゼミで六年と聞きました。何でも北アメリカでは蝉の大発生の周期があるそうです。そして、蝉の地中生活の長さは代表的なものでは十三年と十七年の二つの素数からなり、数学的に意味があるそうです。こうすると二百数十年に一回しか同時発生、つまり過剰発生がないらしいのです。日本人の数学者が米国の蝉が大発生した田舎町からテレビニュースでこの話をしていました。だからこの蝉達は氷河期を乗り越え種を守ったんだと。蝉は成虫では短命ですが幼虫の期間まで入れるとかなり長命です。

それにしてもあの戦争から六十年が過ぎてしまいました。団塊の世代と言われる僕らは「戦争」と「平和」の風化と平行して同じ年月を生きてきました。「戦争」や「平和」を軽々に論じすぎてきた結果かもしれませんが、アブラゼミでも地下に六年いるのですから、そろそろ本当の議論が始まっても良いのではないかと思うのです。

父は戦争末期に司令部付きの軍医少尉として中越国境近くにいました。司令部と言っても、それはもう名ばかりです。食料も尽きて、武器弾薬もなくなり、ましてや薬や包帯もとっくの昔になくなっており、医師にできることは、隊に医師がいるそれだけになっていました。死の匂いだけの戦地では医術もはかなく、むなしいものでしかありません。どんな形であろうと、兵の最期に関わることができれば、それだけで兵にとっても軍医にとっても幸運なことでした。

父の所属する部隊の残存する兵の玉砕を暗に指示したと考えられる参謀本部からの電文「……貴官を軍神とせしむ」の命令文に隊を率いる水上閣下は逆らい、短銃による自害と引き換えに、部下のために転戦命令をしたためられました。父は多くの部下のため死を選択された水上少将の最期を見届けました。そしてその遺徳を家族に伝えようと、数人の部下がそれぞれ閣下の遺髪などを分担して持ち帰ることにしました。父は自害された閣下の手首を切り落とし、軍服を僧衣に着替えその懐に入れ、白骨街道と言われた敗戦の長い道から生還することになります。

つまり、父と父の戦友は閣下に生かされ、とどのつまり、団塊の世代の僕も、父の戦友の子供達も閣下に生かされていることになるのです。

蝉は長い幼虫の間、真っ暗な地中で何を学んでいるのでしょうか。たった数週間のために何を準備しているのでしょうか。

戦後の六十年間が地中の蝉の時間とするなら、これからの短い命の期間、僕らがしなくてはならないことは何なのでしょうか。時間はそんなに残ってはいません。

# 夏の焦点

## 蝉

蝉の声が好きだ。夏の空気が好きだ。一瞬の静寂が好きだ。蝉の周波数は、僕の怠惰に集中力を与えてくれる。心地よい思索の世界へ連れていく。不断の耳鳴りのような蝉の声は温帯モンスーンの夏を僕だけのものにする。天空の雲なんかもう何年もゆっくりと見ていないのだが、積乱雲は父親のように振る舞っている。父性のなかに目を閉じてみよう。少年のなかの自然な時を感じてみよう。蝉の声の刻む時間は停止したように単調だが、この夏の日、確かに動いているではないか。樹液に拡散したうたかたの賛歌がはっきりと聞こえる。時の焦点はすでに次の夏にあるのだけれども、空しくはない。ここで、かすかな自我を聞き取ってみよう。彼らの自我は完璧に自然だ。きっぱりと個を主張して、夏の空気を分解している。集団の振動は、凸レンズを通った光粒子のように僕の自我の一点を燃焼させる。目を閉じてみよう。次の夏のために生きているか。そう問いながら、僕の即物を夏蝉は笑っている。

# 向日葵

子供の頃の大きな大きな向日葵。どこにいったかゴッホの描いた向日葵。真っ黄色の向日葵を見た日の楽しかったこと、嬉しかったこと。まっすぐ立った向日葵の影は僕の影よりずいぶん長かった。向日葵の夏を何枚の絵日記に色ぬりしたか。夏至の光が反射して、陽の方向を向き、夢を見ろよと話してくれた千弁の毅然。向日葵の夢は僕の夏休みの夢。向日葵のタイフーンは僕のタイフーン。シニカルでもパラドックスでもない生の初体験。より道は半ズボンの永遠、物語のポケット。なき虫には向日葵の呵々大笑。

青空を見上げることがないように、近頃、向日葵も見ていないのです。出会ったらきっと気恥ずかしく、僕の処世知を向日葵が笑います。

## シダの研究

五十六歳にもなると、ちょっとした時に昔のことを思い出します。前ばかり見てただ突き進んでいた頃と違い、新緑を運ぶ初夏の風や、居酒屋でのタバコの煙、帰り道での夕焼け、電車の駅で目にする親子など、五感にふれた時ふと思い出すのです。父親が他界して十八年になろうとしていますが、父が吸っていたピース、落花生とビール、そして診察室の手洗いの消毒薬クレゾールの匂いが混じった、子供の頃に刷り込まれたものは何とも言葉では表現しがたいものです。今とあの頃がふと重なり思い出されるのです。

そう言えば、小学校の五、六年の夏休みの課題研究で、「何をしたらいいのか分からない」とぐずぐずしていた時に、一度はシダの研究をしてみたらと言われ、一度は橋の研究と言われたことを思い出しました。世の中にはバラの花が好きな人と野辺の草花が好きな人がいる。おそらくは生まれつきの何かがそうさせるのだと思うが、もしバラの花が好きでも野辺の草花にも目を向けることを忘れないようにと話していた父。今考えると、シダの研究も、橋の研究にもそんな意味があったのかもしれません。スクーターを卒業した父が運転する軽自動車スバル360に乗って、高良山のシダを採取にも行ったし、矢部、上陽に石橋の写真を撮りに行ったこともありました。運転と言えばこんなこともありました。父の運転する車に母と同乗しているときです。国道三号線を福岡方面に向かっている時、一台の白バイが横についてしばらく離れません。警官はこちらに向かって何か言っています。路肩に車を止めると警官がヘルメットをとり挨拶します。先生私です。患者さんのT警察官です。運転があんまりゆっくりで先生とすぐ分かりました。先生の安全運転は有名ですから。でも、あんまり遅いのも危ないですもんね。皆で大笑いです。父のノロノロ運転は巷で評判になっていたのです。それから数年して父は早々に運転をやめました。

人が目を向けないものをしっかりと見ることの大切さ、今でもほんの少ししか分かりませんが、生きていく上で必要な真の眼力のようなものを黙って教えてくれたのだと思います。

友人である北九州出身でパリ在住の画伯田淵安一さんと会うのを楽しみにしていた初めてのヨーロッパ旅行の往路、機中で突然意識を失い、緊急入院したアンカレジの病院で父が亡くなったのは平成元年の八月でした。二十年近くたってやっとつぶやきのような言葉の一つ一つの意味を少し理解することができるのです。

# 投票日の翌朝

当直医が早く病院を出るための交代で、平日は午前七時までに病院に着かねばならず、久留米の自宅を遅くても六時半までには出るようにしています。ミラノから数々の作品を発表している彫刻家、豊福知徳作の大きな石と流水からなる水の作品「石声庭」や青少年科学館、陸上競技場を左手に見て、筑後川にかかる宮の陣橋を渡ります。その石声庭には市民から公募して決まった愛の泉と言う別称があるのですが、やはり石声庭がいいのです。亡くなった父が石声庭でいいのになんでわざわざありふれた名前にと言っていました。「愛」をそんなに安っぽく使って欲しくありません。全くその通りです。宮の陣橋の上から、右手に筑後一宮である高良大社を有する高良山の遠景が見えます。高良山の方からなだらかに傾斜した町並みと筑後川とが相まって実によいのですが、昨年オープンした巨大ショッピングモールが邪魔をして、今は興ざめです。右岸をちょっと登って西鉄甘木線伝いに一、二分走ると、青々とした筑後平野の稲穂が広がります。ところどころに白いものが動きますが白鷺です。こうやって道すがら筑後平野の四季を確認するのが僕の日課になっています。

今日の朝も同じ道です。到着まで残り三百メートルほどのところで、病院の方から緩やかなS字にカーブするコスモスの咲く田舎道を、一人の女性がこちらに向かって歩いて来ます。近くの第三セクターの甘木鉄道今隈駅に向かっているのでしょう。女性の歩く方向の左側に石造りの鳥居があります。この地域のお宮、天忍穂耳神社《あめのおしほみみじんじゃ》です。境内には天然記念物に指定され、幹回り八・七メートル、根回り二五・〇メートル、樹高三〇メートルの、樹齢はおよそ三百年と考えられている大楠が堂々とした姿を見せています。もっと大切にされてもよいのですが、そんなことをこの大樹は些細なことと気にしていないようです。

女性は鳥居の前をいったん通り過ぎたのですが、立ち止まり、五、六歩踵を返し、鳥居の正面に立ち手を合わせています。当院に入院している方の夫人です。ご主人の状態が悪くなり昨日から家族宿泊室に泊まっていた方です。何をお祈りになったかは言うまでもないことです。

こういう朝があるからまた一日頑張れるのです。昨日までの総選挙の喧騒も忘れます。

# ひいらぎで珈琲

珈琲を好きな僕は、休日にはしばしば外に珈琲を飲みに行きます。花粉症にもいいように感じていて、だいたい二杯めで鼻の通りがすっきりします。珈琲は動脈硬化や大腸がんにも良いと聞きました。もっとも、それを僕が聞いたのはコロンビア出身のハーバードの教授からですから、産地のバイヤスがかかっているかも知れません。ひいらぎは、福岡の欅通りから曲がった、護国神社に面した大通り沿いにある昔からの珈琲店です。天神にはドリップのおいしい店が幾つかあるのですが、どこも狭く、牢名主のような常連客になるのを好まない僕には合いません。主人や客の個性が強すぎるのも僕の珈琲にはよくないのです。福岡県と民間の複合施設アクロスの一階の公園に向いた珈琲店は、打ち合わせなどで人と会うのにはよいのですが、こちらは広すぎて人の出入りが多く落ち着きません。ひいらぎは中間の広さで、マスター一人しかいないので距離感がちょうどいいのです。

今月のお勧めをまず一杯いただきます。コロンビア豆の親戚だそうで比べると少し軽い感じです。でも香ばしさと酸味はコロンビア。一杯目を飲み終えて、二杯目はお店のブレンドに決めています。それにこってりしたチーズケーキ。濃い乳脂肪分が珈琲にとても合います。

二杯目を飲み始めた時、円背《えんばい》がかなりひどくなったおばあさんが、息子と思しき人と店に入って来ました。杖をついたおばあさんのため、息子さんはドアを開けて、足元を十分に注意しながら椅子をそっと引き、そしておばあさんは入り口に一番近い席に静かにゆっくりと座りました。息子さんは向かい合って座りました。お客は僕と相方だけで他のテーブルも空いているのに、おぼつかないおばあさんの脚力のためか高齢なので遠慮したのか分かりません。ともかく入り口に一番近いテーブルに二人は座り、息子さんはブレンド二杯と注文しました。

マスターの腕は確かです。挽いたばかりの珈琲豆に適温のお湯。水はどこか山の水を運んできていると聞いたことがあります。お湯を注ぐと挽いた珈琲豆がみるみる膨らんでいきます。何と表現したらいいのでしょう。イースト菌の効いたパンが石窯の中で膨らむのは多分こんな感じではないでしょうか。シフォンケーキのように膨らんで、カウンターにいる僕らの前に芳香がしばらく漂います。この香りがたまらないのだといつも思います。言うならば至福の時間。一人か、多くても相方と二人、好きな本を開いて一時間ちょっとこうやって過ごすのです。時々、マスターがぽつりと話しかけます。この間合いもまたいいのです。

入り口近くの席にも二杯のブレンド珈琲が運ばれました。おばあさんの声が聞こえます。いつもなら他の客の話など聞きたくもないのに、今日は妙に気になります。「あなたのおかげでおいしい珈琲が飲めますよ」と言った意味のことを、おばあさんは息子と思しき人に話しています。多分息子でしょう、いや間違いなく。息子と言っても四十過ぎ、ひょっとしたら五十過ぎ。二人のしばらくの珈琲談義が続きます。おばあさんは東京に長く住んでいたらしく、世田谷のあの店の珈琲とか、神楽坂のあの店の珈琲とか断片的に聞こえます。あのおばあさん、おいしい珈琲をこれまで何杯お飲みになったのかな。どんな人と一緒だったのかな。

こんな日が一番いいのです。

# ノミの夫婦

絵に描いたようなノミの夫婦です。奥さんは体重七〇キロで一回り大きく、身長は頭一つご主人より高く、横も縦も勝っています。隣の市からバスを乗り継ぎ、バス停からかなりの距離を歩いて、いつも二人で来院されます。ご主人は国鉄、JRと、ずっと貨物列車の清掃の仕事をして数年前に定年になったそうです。何を聞いても短く、「うん」か、「ちがう」と単語でしかお答えになりません。外見は昔いた喜劇役者のエノケンのような感じです。二人の間に子供はなく、家庭での主導権は完全に奥さんにあるようにも思えますが、奥さんはご主人を大切にされます。

二週間に一度、きまって金曜日の十時に受診し、服薬などの指導は厳格に守られます。二人とも律儀なのです。難点と言えば奥さんが我慢強いことです。帯状疱疹に罹患した時のことです。罹患部の頚部に、この疾患に特徴的な神経性の疼痛が残っているのですが、たずねても「どもない」と短く一言で返されます。めったに口を開かないご主人も、そのことだけは気になるようで「いつも痛かち言いよる」とせいいっぱいの長い文章で訴えられます。大学病院での神経ブロックを勧めますが埒があきません。

奥さんは毎回大きな風呂敷包みを抱えて診察室に入られます。自分の畑の朝摘みのたくさんの季節野菜を運んでくれるのです。キャベツに青虫がついていたりすると「うちのは無農薬やもんね」と笑って言われます。雨の日も、雪の日も、台風直下でも、どうやって来られるのか、重たい風呂敷包みをちゃんと運んでくるのです。最近、大きなスイカを持参された時はさすがに全身が汗びっしょりでした。聞いてみると二人には道中一言の会話もないそうです。もちろん、荷物は奥さんまかせです。

そのご主人が、半年程前に、「納屋から出てきた　珍しかけやる」といわれ、黒表紙の古い帳面を差し出されました。未使用の会計帳のようですが骨董でもなく、捨ててもかまわないようなもので僕には珍しくもなく、役にも立ちそうにありません。でもこれは、ご主人にすれば奥さんの痛みをなんとかしてくれとの願いの品に違いないのです。

こんな夫妻ですが、いつもやさしさを感じて、ありがたさでいっぱいになります。

二人は見合い結婚だそうです。

# 果たさなかった約束

久留米大学医学部の学生だった頃、ＪＩＭＳＡの活動をしていました。ＪＩＭＳＡは国際医学生連盟というのですが、世界組織のＩＦＭＳＡの下部組織です。主な活動は、休みを利用した一、二ヶ月間の医学生の国際間短期交換留学事業と、それに向けての英語力とディベートの力をつけるため、他校の医学生との間で医療に関するテーマについて討論してスキルアップをはかることです。

同級生で今は整形外科の教授になっている樋口富士男君が長年ＪＩＭＳＡの活動をやっており、彼の尽力のおかげで、僕は学部四年の夏にイギリスのエジンバラ大学の病院の短期研修に行くことになっていたのですが、同じ時期に父親の体調が悪くなり、おまけにアイルランド紛争のあおりでの爆弾テロがスコットランドで相次いだこともあり、勇気のある友人坂田達朗君が代わりに行ってくれました。僕は受け入れの責任者になりその夏を過ごしました。イギリス、マンチェスター大学からのシリア国籍のハザム・バルマダ君、西ドイツ、エッセンクリニークのフェルディナンド・デュベロップ君、ハイデルベルク大学のマリエッタ・マチアスさん、イギリスのオックスフォード大学から(彼女だけが医学部ではなく生理学を学んでいる学生でした。オックスフォードには医学部はありません)ルース・グールドさんです。

滞在中ほとんどの日を彼らと一緒に一月を超えて過ごしました。マリエッタは、到着早々、米のとぎ汁様のひどい下痢が続きました。今考えると軽いコレラだったのかもしれません。回復してくると、我が家の和室の日本布団に横になり点滴を受けながら、ハイデルベルク大学の画学生との恋を恥ずかしそうに話してくれました。ガイド役として全員を連れて別府、高千穂に行ったとき、高崎山の猿に彼女が噛まれてしまいました。狂犬病と破傷風の予防注射を求めて国立別府病院に寄ったため、到着の予定時間をずいぶん過ぎてしまい、彼らに見せてやろうと高千穂の村の方々が夜神楽を準備され待っておられたのをすっぽかす事になり、大変な迷惑をかけてしまいました。ちなみに海外で猿、狐、アライグマに咬まれたら狂犬病ワクチンは接種する方がいいと聞いています。

日本語を全く理解しない四人のために観光案内と運転をするのはとても疲れました。短期留学を終え彼らは思い出と共にそれぞれの国に帰りました。

フェルディナンド・デュベロップはその夏に出会った大学病院の美しい看護婦さんと恋仲になりました。一年くらいしてからだったと記憶していますが、その彼女が彼に会うためにドイツに行くことを迷い僕の所に相談に来たのです。西鉄久留米駅近くの喫茶店で待ち合わせました。ちょうど昨日のような大雨の日でした。「彼を信頼するのなら行きなさい。僕の知る彼は誠実な男だ」と僕は言い、彼女はドイツに向かいました。僕の車に一本のピンクの傘を忘れて……。数週間後です。彼のポンコツのワーゲンがアウトバーンで事故を起こし、二人とも即死であったことを知りました。障害のある妹を持つ彼は、医者になる動機もしっかりしており、父上は和風の庭を自宅に作るほどの大の日本贔屓でした。生涯の友になり得たのですが、そして彼女にはすまない思いです。

ルースは英国美人でした。きれいなキングスイングリッシュが今も耳に残っています。オックスフォード大学を卒業後、日本での医学部での経験がそうさせたのか、医者になろうと改めてケンブリッジ大学医学部に入学、主に小児科を研修した後に伴侶を得て家庭医として活躍中です。

ハザムはシリア人ですがほとんどの教育をイギリスで受けた英国紳士でした。彼の持つ論理的思考には舌を巻きました。心臓の先天異常のことを話していた時です。胚から心臓が完全に形成されるまでのプロセスと先天性心疾患との関連について黒板を使いながらレクチャーしてくれた時には、日本の医学生との力の差に圧倒されました。その後再び日本にやってきて僕を探してくれました。この時、彼は「今回時間がないので後でニコンの一眼レフを送ってくれ、代金は後払いするので」と頼んだのです。残念ながら猛烈に忙しい研修医時代ですし、自分のことばかり考えていたものですから、この約束を果たさないままになっていました。彼の住所もサウジアラビアの王室関係の病院以降は途絶えてしまいました。

この齢になると不義理や約束を果たしていないことが無性に気になってきます。一昨日のことです。もしやと思いインターネットのウェッブでハザム・バルマダを検索してみました。シリアのアレッポと米国ミシシッピー州のガルフポートに、心臓外科医としてその名前がありました。たぶん同一人物の様な気がします。残念ながらメールアドレスは分かりません。おそらくジャンクメールを恐れてのことでしょう。

「あなたは日本の久留米市に来たことがありますか。もしそうなら僕の友人のハザム・バルマダです。そうでないなら人違いです。お許しください。もし友人のハザムならこのE-mailアドレスに連絡してください」と速達のエアーメールを即日に出したことは言うまでもありません。


後日談です。ガルフポートのハザムはやっぱりハザム・バルマダその人でした。メールを数回やり取りしているうちに、不通になってしまい、心配していたら、二〇〇五年八月の巨大なハリケーン、カトリーナで家を無くしてしまったと言うのです。互いの家族の写真を送ろうと、先にこちらから送ったその後です。今は彼からの連絡が途絶えています。

# 台北に住む娘

僕の娘が台湾に一人います。と言っても、もちろん実の娘ではありません。力美と書いてリーメイと発音します。彼女が高校生の時、国際ロータリークラブの交換留学生として、我が家に数ヶ月間ホームステイをしたのが縁の始まりです。一年間の交換留学の期間は久留米信愛女学院高校に通い、一度帰国して、その後、久留米大学に進学しました。大学の四年間は自宅近くのアパートでしたので、しょっちゅう泊まったり食事に来たりでした。それから、もう十年になりますが、日本と台湾との間で互いの家庭を何度も訪問し合い今に至っています。

十月に医師会の数人の先生と台北旅行をしました。力美には最初から最後まで何から何までお世話になりました。そうそう、台北からの帰りはとんだことになりました。福岡空港行きの最終便に乗るため予定通り台湾桃園国際空港で出国手続きをして、見送りに来た力美にもサヨナラを言って搭乗待合室に入ったのですが、機材遅延で一時間ばかり待たされやっと搭乗してしばらく機内で待っていても、なかなか離陸滑走路に移動しません。ここで機長の機内放送です。「福岡空港の着時間制限内に到着できないので、この便は飛ぶことが出来ません」。しかたなく機外に出て先程の待合室に集合しました。この便が最終ですから今日は福岡には帰れません。案の定、客とキャセイ職員間で強い口調のやり取りが始まりました。このような場合は慌てても仕方ありません。と言うのも、まだ韓国の仁川国際空港に国際線が移る前、金浦空港が三十年ぶりの記録的な積雪にあい離着陸ができず、家族全員が丸二日間空港に足止めをくったことがあったからです。すでにハブ空港の機能を持っていたため、あらゆる国の乗客が何千人も足止めをくってしまいました。空港ロビーは大混雑です、数時間は皆我慢していましたが、アナウンスもなく対応も悪く、自然発生的に多国籍からなるデモ隊が結成され、水くれ、食事くれ、トイレを掃除してくれ、トイレットペーパー、寝る場所、と大変な騒動になりました。それに比べればたいしたことはありません。

桃園空港の搭乗待合室でかなりの時間待たされ、免税店での買い物を一旦預けなおし、機内持ち込み手荷物のみを持ち、バスに乗せられ台北駅の近くのシェラトンホテルに運ばれました。着いたのが午後十時過ぎ。もちろんキャセイ航空負担でビュッフェスタイルの食事も準備されていましたが、医師会の先生方は明日朝からの診療ができませんので、その調整もしなくてはなりません。

力美とは空港で数時間前に別れていました。予期せぬ追加一泊のため、女性達の化粧品などの必需品は全て空港で預けたトランクの中です。つまり機内に残したままです。誰も無い無いづくしです。力美に頼るしかありません。電話したら、そろそろ福岡に着く時間の私たちが台北駅のそばのホテルにいると聞いて驚くこと。三十分で必要品を調達して来てくれました。

僕の五十七歳の誕生日には、いろんなところからお祝いの電話やメールが入りました。力美からは電話です。台北でのお礼を言って、土産にいただいた特別製のパイナップルケーキがおいしかったことを伝えたら、なかなか手に入らない特別製の月餅を皆さんに食べてほしいと探したけれど時期が過ぎていてどこも作っていなかった、申し訳ないとのこと。旅行中、ちょうど中秋節の名月で売り切れてしまって食べることが出来なかった大きな月餅を、皆が残念がっていたのをしっかり覚えてくれていたのです。

台湾娘の力美は美人で活発でよく気がつくしっかり者です。お兄さんは性格が正反対で、おとなしく勉強好きでアメリカとフランスと日本に留学してＭＢＡを取り、台北の銀行で仕事をしています。妹が一人います。小学校の頃まで町内一番の腕白娘で、男の子とけんかをしても必ず勝ち、界隈で知らない人はいなかった力美、年頃の現在からは想像もつきません。その彼女の結婚が決まったようです。

# 矢音の聞こえる空き地

今でも矢が的に命中する音、矢が放たれた直後の弓と弦の震える音をよく覚えています。当時まだ珍しかったブルーの三角屋根の久留米の自宅の横は空き地になっており、そこで毎日のようにTさんは弓道の練習をしていました。着物を着て左肩半分を出し、最近知ったのですが、かけと呼ばれる革製の手袋のようなものをして、決められた装束で、決められた所作どおりに、的に向かって何本もの矢が放たれるのを、ベランダ越しによく見ていました。

空き地の奥にTさんの家はあります。夕方六時頃になると日課のように我が家にやって来ては、母が準備した酒を飲み、時には父と碁を打つのです。子供の僕には嫌で仕方がありませんでした。家族が水入らずで夕食をしたいのに、早い時は、学校から帰るともうすでに座敷で上座に座り酒を飲むTさんが嫌でしょうがなかったのです。父が忙しくて不在の時でもお見えになっていました。定年になっておられたはずですから、父よりは一回り以上は上だったと思います。深いしわのある日焼けした顔で、おかしな例えですが、南アの全人種参加による選挙後のはじめての大統領ネルソン・マンデラに似ていました。礼儀正しく物言いも穏やかで、多分昔の侍のような方ですから、Tさんの人物そのことより、いつも家族以外の他人が家にいることに納得がいかないのでした。

父の明善高校の同窓Nさんは電気店を経営していて、昭和二十年代末か三十年代の初め、同級生に保証の印鑑をもらって、半ば計画的に大きな借金を抱えて倒産してしまいました。その負債が全て印鑑を押した父と父の友人達にかかってきたのです。このことで父は保証に立つとか、疎かったお金の世界の厳しさを初めて知ったそうです。それ以来、僕にも人の保証には立つな、実印は簡単には押すなと口癖のように言っていました。後に聞いた話では、家一軒分ぐらいの負債がそれぞれの保証人にかかったようですから、開業医とはいえ保険医療も確立しておらず収入の安定しない当時の事、父の母親と子供達三人を抱えて明日からどうなるものかと、父と母は寝れぬ日々が続いたそうです。

そんな状態の時に父が相談したのが、F銀行の支店長を退職されて隣に住む患者さんTさんだったのです。今思えば戦後すぐに新築の三角屋根の住宅を建てて返済を始めた矢先に、想像もしていなかった巨額な負債がのしかかったのですから返済できるはずもありません。その時、銀行に対して強く交渉して道を開いてくださったのがTさんです。

子供の頃は何となくの事情は分かっていても、なぜ他人のおじさんが毎日のように我が家にやって来て食事をして帰るのか理解できませんでした。父と母はTさんに対しての義理を当然のものとして精一杯果たしていたのだと思います。むしろ偉かったのは母の方です。嫌な顔一つせず、笑顔で当たり前のよう応対していました。こんなことも数ヶ月ならよくあることかもしれないのですが、その後十数年続きました。母の天性の楽天がそうさせたのだと思います。Tさんの夫人が病気がちで家事もままならなかったこともその理由かもしれません。母はしょっちゅうお宅まで料理を届けていました。その子息も父上と同じF銀行の支店長をすでに定年退職され、今は別の会社で働いておられます。その娘さんはしばらく私どもの運営する介護サービスに勤めました。就職のお願いに子息が見えた時に、これも自然に二代に渡る恩返しと思ったのです。彼女の結婚披露宴にも出席しお祖父様への恩をお話ししました。

昭和二十八年十二月二十八日の父の日記にこんな一文があります。暮れから正月にかけて母が厳しい家計を悔やむのに、「せき子、かねが足りないとてきゅうきゅう言っている。年末感情にあふれて大いによろしい」と書いています。開業医であった父ですが、やはり詩人の部分が強く、経済的なことには全く疎い人でした。こんなこともあり、それからは全て母に財布を渡し、切り盛りは母の才覚に負うことになりました。父の戦後はこうやって母とともに始まり、よき家長を保つことができたのです。

穏やかでもの静かでと、よく父のことを評されますが、麻薬を打ってくれとしつこく訪ねて来るやくざ者の患者に日本刀を抜き相手したこともあった腹の据わった父でもありました。義理について考える時、どちらに行こうかと悩む時、あの時代を思い出すのです。

# ベニカナメの向こうに

自宅の生け垣はベニカナメです。数十年前までは日本原産の紅カナメモチが生け垣にはよく用いられていたそうですが、この植物に特有の病気が全国に広がり生産地まで被害が出たため外国産の西洋カナメモチが使われるようになったそうです。二十年以上前からこの生け垣ですが、これまで害虫やウイルスに大きくやられた記憶はないので、自宅のものも外国産だと思います。

木曜日は外来に出なくてもよい日です。週の中日でもあるし、病院での用事がない日には、少し遅く起きて、朝食を食べることにしています。いつもは夜が遅いので、朝は紅茶一杯が多いのです。ごはんにしろパンにしろ、たまにきちんと朝食をとるとゆっくりした気持ちになります。ＮＨＫのニュース、そしてみのもんたの「朝ズバッ!」が終わり、「はなまるマーケット」になるのが八時半です。みのもんたと言えば、最近政治へのコメントが多くなりましたが、おかしなコメントもあり、また横に並んだコメンテーターのワンセンテンス解説に危うさを感じながらもつい見てしまいます。これが情報娯楽番組のすごい所です。でも、みのもんたも、齢とともに人の話を聞かなくなった田原総一郎よりは、娯楽番組をつらぬいているだけましかも知れません。

八時四十五分前後に、暮れに剪定したあとの秋芽が赤く染まったベニカナメの垣根の向こうの、車がやっと一台通るくらいの狭い道を、近くの幼稚園、天使幼稚園に通う子供達の一団が通ります。七、八名が若い先生に連れられての集団通園です。子供達は大きな声で話しながら仲良く通って行きます。黄色や緑の帽子をかぶっているのですが、垣根越しでは声だけです。冬の朝の閉じたサッシ窓を通しても聞こえてきます。子供達の楽しさと元気が伝わります。車の多い広い道路を避けて、少し遠回りになる我が家の生け垣に沿った道を、子供達の安全のために選んでいるのだと思います。天使幼稚園を運営する聖公教会の鐘が、平日には午前九時半頃に町内に響きます。この鐘もベニカナメと一緒で二十年以上前から続いています。

ミニチュア・シュナウザーのココが、義父が亡くなって一人になった相方の母親の元へ行ってしまって、もうずいぶんになります。子供達の声が遠くから聞こえて来ると、ココは子供達の元気に答えるように吠えていました。子供達も、ちょっと寄り道して門扉から覗き込み、ココに声かけしていたものです。ココが今いないのは少し寂しいのですが、一人で留守番をさせることも多かったし、なによりも母親の話し相手を立派に務めているのでよかったと思っています。

　ベニカナメの向こうに子供達の声が聞こえると、朝食中の僕は相方にテレビの音量を下げてもらいます。もっとはっきりと声が聞こえます。もっと元気が伝わります。親としての責任も苦労もない子供達のおしゃべりはうるさくも感じません。ほんの少しの時間ですが、僕には心地よい時間です。

　なんて事はないどこにでもあるベニカナメの向こうの、この道を通う子供達の記憶のどこかにベニカナメの紅が残っていると思うと、彼らの未来を案じてしまいます。彼らのために何かをしなくてはと考えるのです。

　次の木曜日のこの時間には、冬のオリンピックがバンクーバーから放送されています。これも子供達の記憶になるのでしょう。

# II

## バス停にて

殺伐とした事件が続きます。これほど連続すると、通り魔殺人事件や保険金殺人事件にも、親の子殺し、子の親殺しにも驚かなくなってきました。私たちもいつ同じ様な現場に被害者として遭遇するか分かりません。あるいはあってはなりませんが加害者の関係者として、まして子殺し親殺し、想像したくない恐ろしいことです。災害も続きます。夏休みに川辺で遊んでいた子供たちが集中豪雨で急増水した濁流にのみ込まれて亡くなってしまうとは、つらいことです。もちろん長い歴史の中ではもっと悲惨なことがたくさんありました。私たちはどうしても自分の尺度で、自分の経験値でしかものを見ません。しかし、このことは決しておかしなことではないと思います。経験から何を感じ、何を得るか、そして次にどうするかが大切だと思うからです。

身近な感覚こそ大切なものなのではないでしょうか。現在起きていることに私たちがどう行動して、よりよき社会を作っていくのか、そのため世界や日本全体に目を向けることは必要なことですが、実は、身近なところに根っこの深い問題があり、そのことを通してこそ世界が見えるような気がします。つまり、ごくごく身近にある些細なことが、世界の問題につながっているとと思うのです。作家の森崎和江さんが、たびたびおっしゃいます。

戦後すぐ始められた同人詩誌、「母音」の車座の詩話会が開かれた同じ筑後川の土手で、四十年以上後のことです。久留米市制百周年記念番組「ドキュメント・くるめ物語」の中で、森崎和江さんと、父・丸山豊は対談をしました。その時、対岸を遠く眺めながら、「和江さん、みてごらん。地球の曲線が見えるよ」と父が言ったそうです。

先日の土曜日、午前中の仕事を終え、久留米の自宅にもう少しで帰り着くという時、僕は車でバス停近くの赤信号待ちをしていました。おばあちゃんと女の子、おそらく孫でしょう、二人連れがバス停の方向に向かって手を振りながら走って来ています。バスの方には、まってまって、おばあちゃんの方を振り返っては、はやくはやく、と女の子は言っているようです。これに気付いて、いったん高屋敷という名の停留所を発車したバスが、また歩道に寄って止まりました。その時の女の子の笑顔のよいこと。おばあちゃんは女の子に遅れて息を荒げながらバスに乗り込みました。こんな些細なことが実は幸せの中身であり、あらゆる問題につながっていると思うのです。ニュースではいやなことばかりですが街角には存外たくさんの幸せがあります。そして幸せの量と同じぐらい、街角にはたくさんの不幸せが隠れています。自分の周りがよく見えているかどうか、ほんのすぐそばの変化を感じているかどうか、身近な者にどのような声かけをしているのか、道端の名も無い草花の季節に気付いているかどうか、難しいことですが、そうしたら地球の曲線が見えるのかもしれません。

すぐに家にたどり着きました。庭を見るとつがいのアゲハ蝶が元気に舞っています。いい天気です。

Genocide

有料衛星放送でルワンダに関係する映画が続けて放送されていました。一つは「ルワンダ——流血の四月」、もう一つは「ホテル・ルワンダ」です。前者は一九九四年に起こった民族紛争によって、わずか百日間で百万人もの人が虐殺された時のある兄弟の宿命を描いたものです。フツ族とツチ族は長い間対立を続けていたのですが、フツ族によるクーデターを機に立場が逆転し、無政府状態となる中でフツ族民兵によるツチ族に対する大虐殺が始まります。渦中の兄弟の運命は絶望の中で終わります。後者は首都キガリにあったフランス系の四つ星ホテル、ミルコリンに押し寄せた避難民達を守ろうとする支配人の物語です。

「流血の四月」ではツチ族の妻を持つフツ族の軍人オーガスタンの悲劇が、「ホテル・ルワンダ」にはツチ族の妻を持つ支配人ポールの悲劇が語られます。「ホテル・ルワンダ」は第七十七回アカデミー賞で三部門にノミネートされました。この「ホテル・ルワンダ」を受けて米、仏、ルワンダにより合作されたテレビ版の映画が「流血の四月」です。

ナチズムの嵐がヨーロッパを席巻した後に明らかになった、ユダヤ人に対するホロコースト、不当な人体実験や断種などへの医師の責任を問うたニュールンベルグ綱領からヘルシンキ宣言への道。それが現在の医の倫理や日常の診療の場でのインフォームドコンセントにつながったのですが、僕らが医師仲間での会話でこれらのジェノサイドについて青臭く語り合うことはまずありません。カンボジアでのクメールルージュや旧ユーゴスラビアなどと同じことが、世界のどこかで今も起こっています。子供の虐待も続いています。女性への暴力もなお続いていまず。障害者への理解も、医師ですらなお確固としたものにはなっていません。

医師の社会性について時々考えます。診療報酬の多寡も大切なことです。なにしろなりわいの部分ですし、医師以外のスタッフにも関係する全体の問題ですから、簡単に譲りたくはありません。でも、たまには大きな社会的視野に立って、医師の役割を熱く語り合いたい気がします。

ゴルフやごちそう、旅の会話も楽しいのですが、大きな社会的問題に対する議論の不足や不慣れが、いざと言う時に医師同士の一体感のある価値観を作りにくい理由ではないのかと思うことがあります。つまり、僕達の共有する価値観の基盤はなへんに有るのか、考え続ける作業が不足していると思うのです。

# Your Itsu Sushi photos

件名に Your Itsu Sushi photos の付いたインターネットメールが舞い込んできました。Itsu Sushi というのはロンドンにあるトレンディーな寿司バーのことです。読んでみると自分たちは NowPublic というサイトを運営しているが、あなたの Itsu Sushi の写真を使わせて欲しいと言う依頼です。なんのことかよく分からずそのまま夕方まで放置していたところ、夜のCNNか何かの海外局のテレビニュースで、KGBが寿司バーで人を毒殺しようとしたという事件が報じられていたので理由が分かりました。まさに劇画的にKGBが人を消そうとした場所こそ、僕が行った事のあるロンドンの Itsu Sushi だったのです。テレビニュースでも見覚えのある看板や街並みが写っていました。

恐ろしいというか、きわどい時代になったものです。

どうしてこうなったかお話しましょう。一昨年に Itsu Sushi で寿司を食べました。日本人も働いているのですが、福岡で食べる寿司とはかなり違うものが回転寿司形式のカウンターで出てきます。回転寿司と言っても僕が行ったItsu Sushiは高級住宅地にあって、一見してセレブな人達が小さな店に集まっています。そうそう、寿司談義ではありませんでした。カナダで始まったFlickrというデジタルフォトの自由投稿サイトに旅行した街並みや、食べ物や、花など、個人情報に差しさわりのないものを数千枚、僕は自分のサイトで公開しています。今はカナダの会社からアメリカの会社に経営が移ったと聞いていますがFlickrはFlickrです。設定がいろいろあり、公開度を自分で決めることができます。家族のみに限定したり、友人に広げたり、セキュリティーを変更することが出来るのです。旅に行ったときにしかアップロードしませんので最近の掲載写真はあまりありません。Itsu Sushiの写真も何枚か一般公開していました。おもしろいもので、写真を気に入った人からお褒めのメールが来たり、放送禁止用語の書かれた非難メールが入ったり、自分もそこへ行きたいがどこにあるかなどの問い合わせも世界中からきます。

この公開サイトの僕のアルバム集の写真を、KGBの事件報道の写真としてロシアのメディアが使わせてくれということなのです。

返事はしませんでしたが、情報の時間や空間を越えた共有にはすさまじいものがあります。例えば、ある種類の蝶の写真を探そうとすると、何百枚も世界中から公開されていて、時空を超えた映像による孵化体験をすることが出来るのです。そう言えば、9・11の時にも、昨年七月七日のロンドンでのバス爆破事件の時にも、通信社などより真っ先に事件の全容を見せてくれたのは、個人が投稿したインターネットの映像サイトだったそうです。

情報の氾濫には危うさも同居していることは周知のことです。これからは欲しい情報にいかに最短距離で行けるかという能力や、情報の真贋に対する眼力が要求されると共に、情報の発信者として自分たちがどこに位置しているのか、もっと言えば自分の意に沿おうと沿うまいと、自分が否応無しに情報ネットワークのダイナミズムに組み込まれていることを知っていなくてはならないようです。

次に行く時にはItsu Sushiはまだやっているでしょうか。人違いで消されないようにしなくてはなりません。

# かけら一つ

本棚に、ドイツの大手銀行の重役から日本の財界のある人を介して巡り巡って日本にやって来た、ベルリンの壁のかけらを飾っています。もっともこのかけら、今はお土産としてかなり売られているようですが、開放の直後にいただいたものです。思えば、あのベルリンの壁の崩壊は一九八九年でした。十一月九日に東ドイツ政府が、突然東ドイツ市民に対して旅行許可書発行の大幅な規制緩和を発表した事によって、実質的に意味を持たなくなったベルリンの壁が東西ベルリン市民によってあっと言う間に破壊されたのです。それまではベルリンの壁がなくなることなど想像もできませんでした。東西冷戦は永遠に続くのではないかと思っていたものです。もっとも、ベルリンの壁が出来たのは、歴史的にはほんの最近、一九六一年ですから永遠に続くと思っていたことこそ歴史を知らぬ者の浅はかさです。

このベルリンの壁のかけらを見ると、私たちが置かれている医療制度の変革の嵐にも同じものを感じます。市町村などが運営する国民健康保険制度の整備により国民皆保険が達成されたのも一九六一年(昭和三十六年)のことでした。団塊の世代である私たちが知っている医業の世界は、歴史的にはもっともバブリーで恵まれた時代であったようです。父たちが開業した頃は保険制度も行き届かず、野菜や魚での物納の患者さんや、未払いの患者さんも多くいたそうです。客層にめぐまれて繁盛していた久留米のバーのママさんから、お父様には昔家族がお世話になったの、治療費も失礼したままになっているはずと、涙まじりに聞かされたこともありました。皆が不足の中で生きていた時代です。

そもそも医師という仕事は社会的地位がそれほど恵まれていたわけではありませんでした。国民皆保険制度の発展と同時に医師の生活水準も上がってきたことには反論はないと思います。ただし、それに見合うだけの振る舞いをしてきたかと言われると医師の一人として僕にはなかなか答えづらいところがあります。例えば、最大の医師集団としての医師会が、世界的規模でこれまで幾度も発生してきた社会的弱者、疾病を伴う貧困層、疾病による差別、紛争被害者の傷病そして飢餓の問題などにどう対応してきたかについて、明確に答えることが僕にはできないのです。戦後の労働運動が一般のものからは単なる賃金闘争だけに見えてきたことと同質のものを、組織のあり方に感じるのです。戦後の大衆運動や市民運動についてもそうです。大衆のためや市民のためという大義が真に個を尊んだ上での全体のためであったかどうかが疑わしいのと同じです。市民はきわめて情緒的で煽動されやすくヒステリックでイマチュアーでしばしば非論理的ですが、私たちも間違いなくその市民の一員であることを確かめながら市民感覚のベクトルの行方を見極めておかねばなりません。

# 霍見芳浩先生

北九州に住む実業家でソムリエの資格も持っている、若いけどやる気満々の友人O君からの誘いの電話で、霍見芳浩先生を囲む会に出席しました。先生を入れて九名(大手銀行員、北九州日米協会会長、北九州のロボット企業の会長さんなど)からなる異業種のメンバーでのコーヒー一杯で約一時間先生を囲んだ懇談でした。その後、百名くらいの正式なランチョンセミナーで先生のお話を伺い、北九州から福岡に向かう新幹線もとなりの席になり貴重な話を聞くことが出来ました。

先生は今のブッシュ大統領をハーバードビジネススクールで教え、大統領とは師弟関係にあります。大統領の政治姿勢に危惧を抱いておられ、学生時代の大統領が、次第にアメリカ南部のキリスト教原理主義に傾倒して「神のお告げ」とまで発言するに至ったことについて、学生時代と本質的には何も変わっていないこと、そして「明日の日本を今のアメリカにしてはならない」ともおっしゃいました。ブッシュが進める分裂社会、不平等社会に強い警鐘を鳴らされて、各国で積極的に講演活動を続けておられます。

講演に先立つ懇談会の席で、米国の医療の陰の部分に警鐘を鳴らされている在米の医師李啓充先生についてお尋ねしましたが面識はないようでした。でも、五千万人にもなろうかとしている保険未加入者の問題を解決できないアメリカの医療はアメリカの恥部と断言され、このままブッシュの政策が進み、政治的にも経済的にも日本が盲従することは決してあってはならないとも断言されました。今、日本医師会が訴えているアメリカ型医療、アメリカ型の経済政策の危険性について、先生がアメリカの中心から訴えていることは、私達が主張していることが正論であることを再確認するとともに、新たなエネルギーをいただいた思いです。もう一つ教えていただいたことはリーダーシップ論としての情報社会でのキーワード「この指とまれ」そして「横の連携」の重要性です。先生の政治的立場はよく知っていますので、その分控えめに考えても示唆に富むことばかりでした。博多駅で再会を約束してお別れしました。

例えば、僕の場合ですと医師会など同業者との話は、現状への不満や批判になってしまい、ともすれば単なるはけ口になりがちです。案外得るものが少ないのです。自力で自分の世界を切り開いて来られた方の話には興味もありますが、それだけでなく仕事への大きな示唆をいただくことがあります。医者こそ異業種との交流が必要だと、いつも思います。

# ラニ族の指

　タレントや役者の卵が未開の奥地や人里離れた村で、そこに住む人たちと一定期間起居を共にし、もの作りに挑戦したりするテレビ番組があります。今回、若者はインドネシア・パプアニューギニアのジャングルの中の、俗に言う人食い種族の一つであったラニ族の村を訪れました。ラニ族にはコベワというペニスサックをする習慣があり、写真を見れば「ああ、この種族か」とすぐに分かります。また特徴はなぜか寝ているときの歯ぎしりと、共感し合ったときにペニスサックを各人叩いて音を出し合うことだそうです。

　ラニ族の村で若者は無数のダニに喰い付かれ、全身をポリポリ掻きながらこのテレビの企画を完遂させました。「今までいろんな人がこの村にやって来たが、共に生活し寝食を共にしたのはおまえだけだ」と古老からの言葉を頂き、村人は若者に満点の受け入れを示しました。

　こういったテレビの企画の良し悪しについてここではふれません。素直にいい話だと思うのか、あざといメディアのお涙頂戴の感動ものかは意見が分かれるところでしょう。

ただ、番組の中で村の古老、といっても平均寿命は三十歳位でしょうから、案外若いのかもしれません、彼が左手(右手だったかも。いや、やっぱり左手だったと思います)を見せながらこう言いました。「昔、自分に最も近しい者が亡くなったとき、我々の種族ではその悲しみに耐えるため指を自分で切り落として、その痛みで悲しみを紛らわした」と。そう、確かに彼の小指はありません。

最近、痛ましいそして切ない事件が続きます。この国はどうなってしまったのでしょうか。

ラニ族はかつて、といっても我々の時間で言えばつい最近のことですが、切り落とした指の痛みに耐えることで愛する人との別れを耐え抜いたのです。奥歯をかみしめながら、涙の枯れるまで、指の痛みを別れの辛さに重ねたのです。

僕たちに「ラニ族の指」に値する悲しみの量が残っているのでしょうか。安心の量は実は不安や悲しみの確かな量を必要とするのでしょうが、それにしても現代社会には病根とかひずみとか一言で言い切ることが出来ない底深いものが多すぎます。底深い世間の闇を恐れるあまりに保護され続け、結果、本当の闇夜を知らない子供達がこれから大人になる時、やがては月夜のありがたさが分からなくなるのではと心配です。

ラニ族は悲しみを指一本に込め、真正面から受け止めます。文明は悲しみさえも複雑にし、とらえどころのないものにします。悲しみは本来、原初のもの、単純でなくてはなりません。

# 出光佐三翁

昨日の日曜日は、リハビリテーションの認定医研修会のための単位を取りに、鹿児島に行きました。十時三十分過ぎ発のリレーつばめに久留米駅から乗車、新八代で九州新幹線に乗り換えると十二時三十分前には旧西鹿児島、現在の鹿児島中央駅に到着します。便利になったものです。座席にあったＪＲ九州の車内誌プリーズを何気なく開くと、「九州ものしり学」というシリーズのコーナーに時代を突破し続けた快商として出光佐三翁が詳しく紹介されていました。翁は明治十八年宗像郡に生まれ、出光興産を一代で築き上げました。ただ、今もって語り継がれるには理由があるのです。海外の石油メジャーを向こうに回し日本の経済を果敢に牽引し、また、当時の世界最大級のタンカー日章丸を、イランと最悪の状況にあった英国海軍の監視下のペルシャ湾に密かに入港させ、首尾よく満載の石油と共に日本に帰港したことなど、逸話には暇がないのです。翁については門司港のレトロ地区にある出光美術館(東京が本館です)に行けば、その美術コレクションとともに紹介されています。

子供の頃、僕は何度も翁にお会いしました。翁と私の母方の祖父が、言うところの刎頸《ふんけい》の友であったため、家族同様の付き合いがあったからです。久留米の陸上自衛隊幹部候補生学校の特別講演や、翁が尽力して移転が成った現在の福岡教育大学に来られた時など、僕の家に寄られることがありました。自宅の前の道は狭く、一行の外車が大きすぎて入りきれず、百メートルほど離れた国道三号線に車を置いて歩いての来訪でした。翁は当時の風潮の中では極めて国粋的な人のように評されていましたが、父と芸術について語り、宗教を論じ、ユーモアにあふれて、やさしく、時におどけて、「おじちゃんは、こんなに元気」と我が家の座敷でピョンピョン飛び跳ねて見せるような方でした。翁の会社は「人間尊重」を社是にかかげておられ、いくつか書いていただいた色紙の中にその言葉も残っています。

翁と母の父親は福岡の学校でともに学んで以来、天下国家を論じながら二人とも実業の道に進みました。電話でお互いのオナラの音を聞かせ合い、このくらいの音が出れば元気だと確認し合っていたそうです。たまたま下関に出光商会があった同じ時期、祖父は製粉業界で仕事をしており門司にも工場があったので、お互い助け合いながら事業を進めたとも聞いています。戦後、祖父は業界からの誘いを断り実業界から一切身を引いていましたが、その後翁の会社の役員としてお世話になり、米寿を無事に迎え一生を終えました。祖父の家はまだ屋敷しかなかった渋谷の松涛にあり、学校の休みには長滞在し箱根や日光などに行く時にはたびたび出光興産の社長車を運転手さん付きで出してもらっていました。今考えるととんでもない贅沢です。このくらい二人の友情は厚かったのでしょう。とても小柄な翁ですが幼い僕にとってその存在感はとても大きく、鋭い眼光ですが威張り高ぶることのない優しい翁に頭を撫でられ、「世の中のためになる立派な人にならなくてはいけないよ」と教えられました。かけ離れた現状には忸怩たる思いがありますが……。

祖父の葬儀は新宿河田町の臨済宗円覚寺派の月桂寺にて執り行われ、翁に葬儀委員長を務めていただきました。そして、七、八年経った後、翁は鬼籍に入られました。

もう四半世紀になります。今はどうでしょうか。このような友情がいくつ続いているのか。翁ほど国を思う実業家がどれほどいるのか。後世に何人の方が語り継がれるのか。

祖父の長男、つまり母の兄はその後イランでの戦後最大のプロジェクトＩＪＰＣの総責任者としてパーレビ国王を打倒したホメイニ革命に翻弄されながらも、三井物産で役員を長く勤めることが出来ました。伯父も子供の頃から翁を初めいろいろな人物と出会っていたから耐えられたのだと思います。翁と同じイランに深く関わったことも運命なのかもしれません。

翁や祖父の時代は二度と戻っては来ません。私達が戦後失ったものはこれからどんなに努力をしても取り戻すことは出来ないでしょう。人と人とがきちんと対峙し合い青くさい議論を戦わせながら生きた時代、しかしながら大人の時代、マネーゲームを恥だと思っていた時代、ポピュリズムのなかった時代、皆が身の処し方を知っていた時代、そしておおらかな時代です。

九州新幹線はやはりトンネルだらけです。車窓からの景色も失った一つ。便利にはなりました。鹿児島も完全な日帰り圏です。でも速すぎて一人で考える時間がまた短くなってしまいました。困ったものです。

# 足し算文化引き算文化

前の日曜日、相方と熊本県阿蘇郡満願寺温泉の旅館「瑞雲」に行きました。といっても、目的は宿泊ではなく昼食です。全国的に知られた黒川温泉の近くにあり、同じように川沿いの温泉ですが、こちらの満願寺温泉はぱっとしません。北条一族が地頭職について開けたところだそうです。その頃建てられた満願寺を中心にした温泉場です。この満願寺から百メートルくらい先に「瑞雲」はあります。一帯では細々と幾つかの宿と温泉場が営業を続けていました。福岡で修行をしていた板前さんが（旅館の子息かどうかは知りません）、野菜だけの創作料理を出し始めたところ評判となったのです。口コミというのはたいしたものです。今では遠方からの客も増えています。この日も宮崎ナンバーのマイクロバスが団体さんを乗せてやって来ていました。食事は予約制で、一月毎にメニューが変わります。今日のメニューはこうです。

一、いんげん豆の墨和え、
一、焼き茄子の和風ムース
一、万願寺唐がらしの味噌やき
一、落子芋ずんだがけ
一、プルーンあけび見立て
一、梨のふろふき
一、いが栗南瓜
一、雪花菜サラダ
一、人参こんにゃくごま酢かけ
一、粧美碗
一、茸のかぼす香奉書焼
一、秋野菜もろこし揚げ湯葉豆ふ鍋　瑞雲荘風
一、南瓜すり流し
一、栗ご飯
一、香物
一、満願寺みつ豆

卵白をムースに使った以外はすべて野菜料理です。帰りの運転は相方に代わってもらうことにして、ビールを一本注文。通常の野菜料理よりはやや高めですが、料理は味、量、共にお薦めです。ここは温泉です、食事前にゆっくり温泉を楽しみました。テレビも見ないで、新聞も読まず、我が家の犬、ココちゃんの相手もせず、たっぷり相方とおしゃべりしながら食事を楽しみました。

バブル期を頂点に、もっと長いスパンで考えれば、多分明治維新からでしょう、私たちは「足し算文化」を構築し続けてきたような気がします。ありとあらゆるものをよしとして取り入れ付加価値を加え続けました。私どもの医療の仕事でもそうです。これも出来ます、あれも出来ます、あの検査機器もあります、高額機器も全部そろえています、この症状にはこの薬、その症状には追加でこの薬、全て足し算でした。でも最近になって医療に限らず今までとは違った方向に時代が転換したように思われます。このような食事どころでも同じです。こんな辺ぴなところにわざわざ野菜料理だけを食べに来る。格段の借景も無く、周りには鳥の餌になる赤い実を付けた木や柿の木が目立つ位です。前を流れている川も、水は澄んでいますが当たり前に流れ何の変哲もありません。なぜこういうところに惹かれるのでしょう。私達のライフスタイルも含め「引き算文化」が始まったのではないでしょうか。あえて不要なものはそぎ落とし、きらりと光るものだけを守るようになってきました。しっかりとした全体のコンセプトの有無が大事になったのです。しかし、引き算文化にはそれなりの覚悟が必要です。自分の価値観をきちんと持って守りきる覚悟です。この宿の板前さんがそうなのかご主人がそうなのか、この覚悟があったからこそ未来が見えて来たのでしょう。

米国バーモント州に住む童話作家であり、園芸家であり、料理研究家であるターシャ・チューダーはもう九十歳を超えているはずですが、彼女のライフスタイルは現代のアメリカ人を捉えて放しません。ターシャの家と庭を模したドールハウスが販売されているくらいです。彼女が書いたコーギー犬が主人公の童話を読むと心が満たされます。数日前、ＢＳ放送でバーモントの広大なガーデンでの彼女の生活が紹介されていました。このターシャこそ覚悟の引き算文化を守り抜いた一人です。

バーモントはもう冬支度、雪割草を待つだけになっていることでしょう。でも九州の紅葉も、木守りの実一つの柿の木も、捨てたものではありません。この日は少し回り道をして帰りました。

ここで蕪村の句一つ。

十五夜の頃よりこゆる小芋かな

# 肴は「あぶってかも」です

京都でのプライマリ・ケア学会に出席したのですが夕方から何もすることがなく、烏丸北大路交差点のそばの大垣書店で『河岸忘日抄』（堀江敏幸、新潮社）を求めました。デパートで買ってきた焼き鳥とキリンラガーのクラッシックを二本空け一気に読みました。こんな時のつまみに、どうしても脂っこいものを選んでしまう僕は体重がなかなか減りません。食べ物に関してひどく意志が弱いのです。

心地よい読後の時間です。いろんなことを考えてしまいます。

最近、議論がいやになっているので、メディア論をここでお話しするつもりはありません。でも、メディア、特に放送メディアがもたらした影響とこれからについては、いささか不安に思っています。いつから私達の社会はこの様に劇場化したのでしょう。それもテレビ映像を意識した劇場化です。一般の人達の総タレント化と言っていいのかもしれません。テレビに出て、インタビューされる人達のコメントが実に巧みになったのは編集のせいでしょうか。編集によるものだとしても、その後ろのサイレントマジョリティーの声はどこにと考えてしまいます。ともかく、皆さん待ってましたとばかりの流暢なコメントです。どうも違和感があります。誤解を恐れずに言えば、例えば何かの大事故の後、被害者の代表のような方が力強く滔々と主張される姿にもちょっぴり同じものを感じます（私の思い違いでしょうが）。全ての人が演技をしているのではないか、自分では気付かないにしろ、演技者として振舞う処世を身に付けてしまったのではないでしょうか。訥弁《とつべん》の素晴らしさ、その味わいはどこにいったのでしょう。

そもそも何についても、そうよどみなくしゃべることはできないのに、数十年間放送メディアにどっぷりさらされ、その結果テレビに出てくる多くの人は分かりようもないことを理路整然と話し、予想される結論に向かっていささかの迷いもなく話を進めているように見えます。コメンテーターと称する人は特にそうです。博多言葉で言う「つっかかり」も「もっかかり」も、戸惑いも、羞恥も、そこにはありません。本来言葉にはある種の間合いと含蓄、多少の語彙の不足による想像性のふくらみが同居してこそ真実を伝えることが出来るのにと思っています。

最近人前で話すことが苦手になってきました。流暢に話すことがうそをついているように思えるのです。ぽつりぽつりと、つっかかり、もっかかり話し合う相手も探しています。もちろん酒と肴もなくてはなりません。つっかかり、もっかかりの場合、酒はぬる燗を薄手の杯で、肴はまずくても「あぶってかも」のようなこれでもかと主張しないものがよいのでしょう。けれども僕は肴にまだ脂っこいものを選んでしまうのです。

『河岸忘日抄』、初めの数ページの導入部は気に入りませんでしたが、全体に流れるものは訥弁のそれです。一人旅の発見です。

# 美しい国日本

参議院議員選挙後「美しい国」を聞くことが少なくなってきました。総理は意図してトーンダウンしているのではと思います。

この政権の誕生前からいろいろなところで「美しい国」の危うさについて僕なりに話してきました。派閥の領袖であるK代議士の会でも、大勢の方々の前でこのことについて話したことがあります。こう言いました。「そもそも政治家、特に権力の中枢にいる人が耳ざわりのよい抽象的な言葉を多く発し出した時には疑う方がいい」。こんな話です。総理の言う「美しい国」の意図するところや、そこに理想があることはよく分かるのですが、美学や美意識のためにこれまでの歴史で何が起こって来たのかを考えてみれば、簡単に是とは言えません。ほんの数十年前、ナチズムの嵐がヨーロッパに吹き荒れた時、まさに美学と言う名の下でホロコーストが行われ、様式美を第一とするファシズムが台頭したのです。ドイツ軍将校やヒトラーユーゲントの制服、立ち居振る舞いを思い出してください。マキャベリズムを駆使した結果の市民の群舞状態と兵隊の行進を思い出してください。美しいのですが怖いことです。

総理が言う精神性も含めた「美しい国」への思いは、日本人が誇りを取り戻すとか、国際政治の中での真の独立とか、愛国心を持つ青少年の育成とか、独立した普通の国とか、言葉の上ではまさに正論なのですが、国民の価値観を一つにすることは、自分の家の庭を好みのものにするのとは違います。よどみの無い日本語で語られる信念にも一抹の危うさを感じます。もっと迷いがあり、訥弁で良いのではないでしょうか。

米国アルゴンヌ国立研究所で確立されたカオス理論、複雑系理論がありますが、混沌の中の無秩序からある日突然「創発」というエネルギーによって秩序形成が行われると説明されています。この「創発」がまさに両刃なのです。ナチズムの台頭においてもヒトラーの出現の背景にヨーロッパの混沌状態がありました。いい意味で捉えれば、複雑系の中にこそ新秩序が生まれる土壌があるとも言えます。美しい国と何度も繰り返される宰相が、社会の複雑系をどれほど体感してきたのか、複雑系からの創発が方向を間違うと実は危険なものでもあることを、どれだけ理解しているのか心配になります。複雑系の体感の量は言葉の重みに反映します。「美しい国」を語る時にその背景にあるべき複雑系の重みが感じられません。J・F・ケネディーも理想家でした。彼が一九六三年六月、キューバ危機の翌年にアメリカン大学で行った THE STRATEGY OF PEACE と題した有名な演説があります。何度読んでも感動するものですが、大統領に大戦経験があったことばかりがこの差ではないと思います。あえて言えば色恋も含め、懊悩を続けた複雑な大人であるかどうか、その辺にも理由があるのではないでしょうか。潔癖すぎる日本のこれからの大きな課題です。

柔和で上品な微笑み、育ちのよいスマートな総理の、欧米型の淀みない演説を聞けば聞くほどその背景の複雑系がどこにあるのかと思ってしまいます。戦後レジームの脱却も、全てが制度疲労している現状を考えれば超えねばならぬ正しい道なのですが、「美しい国」で引っ張られては困ります。未来ある宰相ですからそう思うのです。

# 韓流のゆくえ

申相浩(Shin Sangho)という李朝白磁や高麗青磁の伝統を受け継ぐ陶芸作家がいます。李朝三島を現代に復活させた作家でもあります。日本で三島と呼ぶものを粉青沙器とも言うのですが、この粉青沙器の Dream series とともに最近はモダンアートの世界でも評価が高く、想像の動物の頭、Head series や、一九九六年から現在に至る Africa series には一貫して半島の民族の外に向かう「気」を感じます。半島には恨《ハン》の文化があるとしばしば語られてきました。単なる個人的な恨みのようなものでないことは分かっていますが、韓国の友人に意味を尋ねてもなかなかうまく説明してくれません。僕なりの理解のハンを突き抜けた半島のエネルギーを、彼の作品には感じます。ニューヨークとソウルで同時個展を開催すると言うので、九月にソウルの会場を訪ねました。大柄な作家は陶工にありがちの太く肉厚の、けれども触感的には女性的な握手で迎えてくれました。会場は青瓦台のほんの傍で、造形美が濃縮した場所です。

事前にソウル郊外の三八度線近くにある彼の陶房を友人の案内で訪問しました。広大な敷地の中に無造作に作品群が並べられていて、ソウルはまさに秋。落ち葉が重なり、飼い犬が主人の帰りを待っているのでしょう、真っ青な空に向かってコォーン、コォーンと鳴いていました。半島の血を引く作家立原正秋の骨壷は確か白磁か青磁だったな、などと思っているとそこには情念の風が通り抜けます。

今の韓流と言われている爆発的なブームにはある種の危険性さえ感じています。歴史観を持って文化の根っこの部分を理解し合わなくては、底の浅いものに終わってしまいます。韓国はすばらしい芸術家を輩出していますが、偶然に出たものではなく、長い文化的な、そしていやおうなしに私達が民族としても国家の成り立ちとしても深く関わっている、共有した歴史の結実なのです。隣の国をよく知らねばと言いますが、隣の家や、隣の畑、隣の芝生、隣の犬、そして隣の住人はもっとも理解し難いとも言えます。隣であるがゆえに胸襟を開いて話していない。隣であるがゆえに宅急便や納車された新車が、そして、庭に入った植木屋の仕事ぶりさえ気になるのと同じことでしょう。

近いからすべてを知りたくなり、知ることができると思い込むのは、親子関係に似ています。親子であってもそれ以上立ち入ることが出来ないことがあるのと同じです。その前提で互いを理解し合わねばなりません。

作家の森崎和江さんと詩人の川崎洋さんがこんな話をされていました。北と南、どちらが好きかと僕が訊ねたときです。森崎さんは寒いところに行くと落ち着くの、北が好き。川崎さんは僕は南の光が好き。お二人のように深く意味のあるものではありませんが、僕はおそらく昔々の渡来人の末裔、その血流の一滴は遺伝学的に大陸そして半島のもののように感じています。韓国に来るとやたら落ち着くのです。もしかすると日本が日本でなくなり、落ち着かない国になりつつあるのかも知れませんが。

# 高松凌雲翁

高松凌雲は、天保七年（一八三六年）十二月二十五日、今の福岡県小郡市古飯で高松家の三男として生まれました。僕が高松凌雲を知ったのは小郡市に病院を開設してからです。医師会の先輩が生誕顕彰碑を同地に建てられたこと、残念なことに最近その顕彰もほとんど行われなくなっていることを知り、なんとかせねばと思っていた時、元県立高校の校長先生をなさって小郡に住んでおられる大坪永三先生に出会いました。教育者である大坪先生はこんな素晴らしい方がこの小郡に生まれているのをなぜもっと顕彰しないのか、子供達のためにもと熱く訴えられます。いろいろな話をするうちに意気投合して、先生が会長をなさっている高松凌雲顕彰会の応援をすることになりました。

高松凌雲が生まれる四十二年前、杉田玄白が「解体新書」を完成し、三十二年前には華岡青洲が乳がん手術を行いました。時は幕末です。翌年には大塩平八郎が挙兵し、二年後には緒方洪庵が大坂船場に蘭学塾、適々斎塾を開いています。六年後には小郡の酒井義篤が久留米藩で初めての人体解剖を行っています。西洋の医学が入ってきたまさに医学の黎明期で、時代的には維新前の混乱期です。高松凌雲は一度久留米藩に仕官しますが、医師を目指し退身することになります。二十四歳の時です。その翌年には桜田門外の変が起こり世の中は混乱の極みに向かっていました。その後、蘭方医学を学び、お玉が池に種痘所を開いた石川桜所の縁で、徳川一橋家付きの医師となります。また、偶然が重なり一橋慶喜公が徳川十五代将軍となり、凌雲はその侍医となります。当時フランスはナポレオンの甥であるナポレオン三世の天下でした。そのもとで開催されたパリ万博の代表団のお付き医師として同行することになります。パリで見聞きしたすべてが凌雲の後の運命を変えました。現存するパリ市立病院(HOTEL-DIEU、神の宿)は当時から貧しい人々にも開放され無料で施療を行っていました。その玄関にはすでに「自由・平等・友愛」と書かれていたのです。凌雲が強烈なカルチャーショックを受けたことは間違いありません。

さて、慶応二年(一八六七年)十月、一行がパリ滞在中に、日本では大政奉還が行なわれます。鳥羽伏見の戦いで始まった戊辰戦争で江戸城は開城を余儀なくされ、明治新政府への移行が進みます。急遽凌雲らは帰国し、蝦夷地に幕臣の国を作ろうとした榎本武揚らに合流し、函館戦争に軍の医師として参加します。そこで野戦病院頭取(院長)となった凌雲は、戦傷者を敵味方問わず治療しました。これが我が国最初の実質的な赤十字活動と言われる所以です。戊辰戦争が函館戦争をもって幕軍の敗北により終了し、凌雲は蟄居を命ぜられますが、敵味方を問わず施療したことや、西洋の医学知識を持っている得難い医師であること、それになによりも凌雲の徳性もあったのでしょう、その評価は新政府になっても極めて高いものでした。しかし、生涯幕臣を通すことを決めていた高松凌雲は新政府での役職は全て断ります。市井の一医師としてパリで学んだHOTEL-DIEUの精神を実行に移したのです。貧しい人々への無料治療を行う同愛社を明治十二年に設立し多くの命を救い八十一歳の生涯を終えます。

赤十字活動について高松凌雲はより多く語られますが、翁の素晴らしさは後半の人生にあると僕は思っています。あえて権力を持つ地位につかず、市井の医師として貫き通した後半の人生です。かといってニヒリズムに陥らず、実践者として同愛社の活動を続けた翁の精神性は現代がもっとも必要としているものです。

幕臣としての一生であったので、明治新政府以降歴史的評価を十分になされぬまま今に至っています。全国の人にもっと知って欲しいと思っています。

# 農への想い

久留米のＪＡの機関誌に「農への想い」と題したものを書いたことがあります。四十三歳の頃ですから十六年前です。

農への想い
――なつかしがってもはじまらないがなつかしさこそが先見性――

僕は農業を全く知らない。無類のごはん好きでもない。だれかのように日本酒一辺倒でもない。わが家のテラスでトマトやなすを実らせたことはある。でも、収穫の喜びも秋祭りの楽しさも雨のありがたさもこわさも凶作のむなしさも、なんにも知らない。四十三年間ただひたすら皆さんが生産された物をわがままを言いながら口に入れてきた。農への知識は上っ面で間違いだらけだ。ただ皆さんと同じ筑後平野を生まれてこの方すみかとしている。

農を知らない者が大多数になっている日本。なつかしさなんか経済のダイナミズムの前では脆弱なもので、また未来的議論も無責任で、そのうち安いうまい安全な米さえ確保されれば、外国産であろうとなかろうと、そんなことは関係なくスーパーの店頭に並んだものを手に入れるに違いない。消費者なんて冷たいもの。ミニマムアクセスは経済の力学の前ではなんのバリアーにもならないだろうし、耕作地が破壊されもとにもどれなくなるまで農業のことなんか深刻に考えるかどうか疑わしいものだ。消費者なんていつもそう。だからあったかごはんとか安全な野菜とかだけで農を考えたくない。もっと僕らの生活の根源的なもの、命のうらづけの様なものだから。僕の農への想いはいたって感覚的なもの。高良山からながめた筑後平野の四季の美しさだ。久留米を中心に都市化はすすんでいるがまだ大半は農地である。その青さはどうしようもない僕の魂の本質。僕の属するコミュニティーの中心だ。あぜみちで蛇を踏んづけたこと、赤とんぼを捕まえたこと、水田に入っておたまじゃくしをながめたこと、木枯らしの元旦に凧あげしたこと、レンゲの花輪をみっちゃんにかけてあげたこと。ノスタルジアではなにも変わらないかもしれないが稲穂の風に育った僕はなつかしさなしでは生きられない。

時代は今。感覚こそが先進性なのに、精神性こそが革新性なのに、先端的工業国の日本こそが他国に農業の意味を、その先見性を示せるのに、日本の米と外国の米は同じ百粒でもそれぞれ背負っているものが違うのに。このままでは水田をはじめ歴史的な耕作地が失われ僕の筑後平野がもどらないかもしれないなんて。やっぱり、僕は日本の米を食べ続けようと思う。賢明な消費者になろうと思う。

十六年前と今を比べると農業を取り巻く状況はさらに悪くなっています。小郡市の病院の回りは農地ばかりでしたが今は違っています。高齢化が進み跡を継ぐ人は数えるほどです。空き家もいくつか出てきていますし、手つかずで荒れた農地も所々に目立つようになってきました。代わりに広いアスファルト舗装の駐車場を持つパチンコ屋さんばかりが幾つも建っています。

あの頃と今、僕の考えはほとんど変わっていません。識者はあと三十年で必ず食料危機と水不足がやってくると言います。川の水質や河川敷のあり様は以前よりはよくなっていますが、大きなうねりのような環境の破壊は止まりません。農業者を取り巻く状況は基本的には悪化の一途です。食料自給率はカロリーベースであろうと生産額ベースであろうと厳しいものです。ビル内栽培の野菜や徹底的に管理生産された食肉牛など、科学技術の進歩はなんとかこの難局を乗り越えるような気もします。しかし、どうも釈然としません。ものを食べるという営みは最も文化的で基本的なことです。食料生産技術が高くなればなるほど、見慣れた水田の景色が失われるとするならば食料は単なる栄養源にしか過ぎません。一方で大量の残飯が捨てられている現実。やっぱり釈然としないのです。

私たちは栄養素でなく文化を食べて文化を創造するのです。

久留米市の自宅から筑後川にかかる宮の陣橋を渡って通勤しています。土手沿いに少し行くのですが、川向こうに数年前にできた巨大ショッピングセンターが見えます。日が暮れると不夜城のように輝いています。ちょうどショッピングセンターの向こうに筑後一の宮を有する高良山が見えるのです。滔々と流れる筑後川の遠景は高良山です。僕が一番好きだったその景色もすっかり変わってしまいました。あのショッピングセンターが出来る前だって僕たちは確かな生活をしていました。遅くまで開いていて便利ですから、本屋やパン屋にたまに行く僕に偉そうなことは言えませんが、無いなら無いで何一つ困ることはありません。税収増のために必要なんだという声も聞きます。このような大型店舗がその原因かどうかは分かりませんが、増えた頃から近所は近所でなくなり、お隣はお隣でなくなり、回覧板を回すのが煩わしくなり、側溝の清掃当番が億劫になってきました。全国どこに行っても同じものが買え、同じものを食べることができ、野菜の旬も曖昧になり、自然のままの少し虫のついた野菜の方がめずらしくなってしまいました。僕の農への想いは農業者のそれと違い確かに甘っちょろいセンチメンタリズムですが、齢とともに想いだけは強くなります。

# 戦争はまだ

陸軍で父の部下であったKさんには十数年間、病院の警備員として勤めていただきました。保安のため夜間当直をしていただくのが仕事です。その前は、やはり上官であった乳酸菌飲料製造会社の社長さんのところに長く勤めていたのですが、その社長さんが心筋梗塞で突然亡くなられ、職場をなくしたKさんは私どもの病院に勤めることになりました。これだけですと、昔の上官を頼って生活してきた方のように聞こえますが、共にあの戦場を経験した、社長さん、Kさん、父の絆はそのようなものではありません。

実直な方で、平成元年に父が亡くなった後も、お願いしてそのまま数年間勤めていただきました。高血圧の持病があり僕が診ていました。出した処方はきっちりと服用され、医師からの注意もきちんと守る方で、寡黙な方ですが若い僕が何を言ってもハイと背筋を伸ばして答えられました。

中国・ビルマ国境での戦いで後方からの補給も滞り、弾薬もなく、食料もなく、薬もなく、飢えとマラリアに苦しんでいた部隊を、父の上官であった水上少将は「貴下を軍神にせしむ」という弔辞とも言える転戦命令が来たにもかかわらず、それに背き撤退命令を下し部隊は玉砕を免れます。水上閣下はその代償としてその場で自決なさいました。尊い犠牲です。閣下の犠牲によって残存する兵は生き延びたのです。その一人が社長さんでありKさん、そして僕の父です。

Kさんはある日、初めて夫人同伴で診察に見えました。この時は齢もとられたので病院での勤務はもう辞めていました。夫人の話では、最近気持ちが沈みがちで、時に死にたいともらされ家族は案じていたが、昨夜は布団の下に包丁を置いているのを家の者が見つけ、驚いてとにかく僕に話を聞いて欲しいと連れて来たとのことです。院長室に場所を変えお茶を飲みながら、ゆっくりお話することにしました。夫人には待合室で待っていただき二人で話したのです。軽い世間話から始め、しばらくして、どうして包丁なんか布団の下に置いていたのと尋ねたら、こう答えられました。自分は戦争の時に捕虜となった現地の住民にひどいことをしたとおっしゃるのです。それからは堰を切ったように嗚咽まじりで、過酷な体験の日々、自分が行なって来たことへの懺悔を僕のような者になさるのです。私はこんな男です。でも先生（僕の父のことです）は違った。そんなことは無かった。皆に優しかった。それに比べ自分はと責め続けられます。人を殺めたかどうか僕は直接的な言葉ではあえてお聞きしませんでした。聞くべきでないし、知る必要もないと考えました。そこにある事実は戦火をくぐり抜けた者にしか分からぬ虚しさではなかったかと思います。兵として戦わなければならなかった人々には半世紀以上経っても話せないことがあり、話したくないことがあるのだと思い知りました。

医師としてKさんを診断すれば、「うつ」あるいは「うつ状態」で終るのかもしれません。そして内科の僕から精神科の先生に委ねることになるのでしょう。しかし、一語の病名で言い尽くせないものがそこには確かにあるのです。Kさんの戦争はまだ終っていません。誰かがしっかりと受け止め語り継がねばなりません。そういう意味で戦争は簡単に終らない方がいいのです。

病院の裏にナンジャモンジャの木が一本育っています。木犀科だそうです。昭和五十六年に病院を開設した時、開院祝いにと父が患者さんからいただいたものです。大陸から這々の体で帰国された経験は、その女性に癒しがたい傷として残っていると聞いたことがあります。それ以上は父も話しません。僕たちの身近な所に、戦後をそっと寡黙に耐えて生きた方が数多くいらっしゃるのです。

ナンジャモンジャは五月に雪をかぶったような白い花を咲かせます。控えめで美しいのです。

Ⅲ

# 藍生庵にて

月とスッポンの会が久留米絣の松枝哲哉さんの工房「藍生庵《らんせいあん》」で開かれました。哲哉さんは久留米絣を芸術にまで高めた最大の功労者、人間国宝の松枝玉記さんの孫にあたります。わずか十二歳の少女であった井上伝によって十九世紀の初頭に始められた久留米絣は、藩奨励の産業として全国にその名を知られるようになりました。しかし、労働着的な扱いをされることが多く、それを芸術の域まで高めたのが玉記翁です。絣が出来るまでの工程は綿を紡ぐところから始まり三十工程にもなります。それを全て手作りで伝えているのが哲哉さんです。気の遠くなるような地味で根気のいる作業を、よき理解者で久留米絣に哲哉さんと同じ夢を持つ夫人と共に耳納山麓の工房で続けています。

その日集まったのは松枝夫妻、九州大学の文学部のN名誉教授夫妻、同じくH植物学教授夫妻、久留米大学に今勤務しておられる昆虫学のT教授、同大学の文学部のK教授、お茶のお師匠さん、そして私たち夫婦です。数年前まで佐賀県で評判のスッポン料理店をやっていたという、スッポン料理名人の女の方が特別にこの日のためにフルコースを振る舞ってくれました。酒は皆の持ち込みです。私たちが持ち込んだのは東洋美人純米吟醸冷やおろし一本です。ここちよい芳香と山田錦の極上の旨味が料理を引き立てると思ったからです。

スッポン料理は例のごとく生き血から始まりました。いくら酒に混ぜたといってもやっぱり苦手です。続いて七、八品の料理が次から次へと運ばれました。さすがに名人の技、臭みはまったくありません。うまい料理に杯はすすみます。

月見の会ですから、中途で月を見に皆で外に出ました。今日は十月三日、十五夜です。少し雲も出ていますが、まんまるの月が山あいの空間を青く照らします。星も見えます。横に流れる渓流の音と相俟って、一軒家である哲哉さんの工房はもっとも温かい場所に思えます。ふと足元を見るとカタツムリがいます。カタツムリが遊んでいるのはタデ科の植物、藍の葉です。哲哉さんは藍そのものを地元で作る運動を始めています。藍色に染まり始める純白の布に子供達が驚くのが嬉しいのだそうです。藍はおもしろいもので葉を傷つけると傷口が藍色に変わります。平城京の時代から続けられた藍染めの歴史の前衛にいるのが哲哉さんです。そう言えば、カタツムリを見るのは何年ぶりでしょうか。突然横にいた植物学の先生が、

時は春、日は朝《あした》

朝《あした》は七時、片岡に露みちて、
　揚雲雀なのりいで、蝸牛枝に這ひ、

と声を出して朗読をはじめました。私たちと哲哉さん夫婦以外、皆ご存知のようです。でも、教授はその後が出てきません。後は何だったかな、齢だなあ、思い出せない、そんな話をしながらまた席に戻ってスッポンフルコースの続きです。英文なら覚えているでしょ、と誰かが言って今度は英詩の朗読になりました。これが上田敏の訳詩と聞いて僕も少し思い出してきました。

The year's at the spring,
And day's at the morn;
Morning's at seven;
The hill-side's dew-pearl'd;
The lark's on the wing;
The snail's on the thorn;
God's in His heaven ——
All's right with the world!

あっ思い出した。
と教授は再度日本語でうたわれます。

時は春、日は朝、
朝は七時、片岡に露みちて、
揚雲雀なのりいで、蝸牛枝に這ひ、
神、そらに知ろしめす。なべて世は事も無し

だったねぇ。この詩はブラウニングの詩で、「春の朝《あした》」として翻訳され、あの『海潮音』にあります。ブラウニングとその夫人エリザベスとの恋物語は有名です。
いろんな話をしました。お茶の木につく害虫の発する音を利用した駆虫の方法とか、中国茶葉の芳香の元は横歩きをする小さなハエの分泌液であるとか、日本には古文書が数百万冊あるけれど現在国内でそれを判読できる人は二千人にも満たないなど、またテレビでおなじみのロバート・キャンベル氏が最初にN先生の元を尋ねた時は、日本語がまだ出来ず漢字で会話をしていたことなど、楽しい一時でした。詩や万葉の歌を諳じる、植物の名前を知り、縁やそれにまつわる文学について論じる、そんなことは僕にはできません。ほんの七、八歳だけ年上の世

代の知の深さ、その違いを思い知らされました。

お茶のお師匠のお手前をいただき会は終わりです。

帰り際、タデの葉のかたつむりに冬越しの無事を声がけし山を下りました。そうそう忘れていました、平成二十二年、新春の歌会始で哲哉さんの一首が選歌となりました。御題は「光」です。

藍甕に浸して絞るわたの糸光にかざすとき匂ひ立つ

# 新春、富士を見る

恒例の医師会の新年会も盛会に終わりました。西中洲のラ・カーヴ・ド・モンターニュの女性ソムリエ山室裕子さんが会のために持ってきてくれたおいしいワインを何杯も飲み比べて酔っぱらってしまい、ちょっとしんどかったけど、翌日曜日の朝八時五分の飛行機で上京してきました。御茶の水駅近くの神田駿河台にある東京都医師会館で日本臨床内科医会の研修推進委員による専門医認定作業を五名の委員で終えることができました。その往きのことです。飛行機を降りてモノレールに乗って地下路線を抜けた時、澄み渡った新春の青空の中、進行方向に向かって左側に雪をかぶった三角形の山が見えます。なんと富士山なのです。何度もこの路線を通っていますがこんなに大きな富士山が見えるなんて初めての経験です。慌てて写真を撮りましたが、撮ろうとすると障害物に邪魔され、やっと撮れた写真は光の関係なのか小さくしか見えません。こんなはずではないのに、富士山はもっと大きいのに、いい写真が撮れないのが納得いきません。場所によって大きく見えたり小さく見えたりの理由も分かりません。

学会の経費節減に協力するため購入していた変更のきかない安いチケットの帰りの便は、午後六時発なのに認定審査は二時に終わってしまいました。こんな時は映画です。有楽町近辺のいくつかの映画館をチェックしましたが帰りの便に間に合うのが一つもありません。しょうがないので銀座の二丁目から八丁目をあっちにこっちに、結局一日二万歩も歩いてしまいました。右足の小指のウオノメが痛みました。

映画と言えば、先月、スティーブン・ソダーバーグ監督、ベニチオ・デル・トロ主演の「チェ 28歳の革命」と「チェ 39歳別れの手紙」二本を観ました。チェ・ゲバラの生涯を映画化したものです。ゲバラは一九二八年六月十四日アルゼンチンに生まれブエノスアイレス大学で医学を学び、医学生の頃に南米をオートバイで友人とともに旅をしています。その経験は映画「モーターサイクル・ダイアリーズ」(ロバート・レッドフォード制作総指揮)に描かれています。ファン・ペロンの独裁政権下だったアルゼンチンに嫌気がさしたのか、再び南米の旅に出てグアテマラで女性活動家のイルダ・ガデラと出会いマルクス主義に入っていきます。ペロンと言えばその夫人のエバ・ペロンの生涯はミュージカル「エヴィータ」で知られるところです。有名な「Don't Cry For Me Argentina」は何度聴いてもいい曲です。ファン・ペロンが最初に大統領になった時の夫人が実は二番目の夫人エバ・ペロン(エヴィータ)で、その後失脚して再び返り咲いたときの三番目の夫人がイサベル・マルチネス・デ・ペロンです。こちらの方は世界初の女性大統領となりましたが、国民的には圧倒的にエヴィータが慕われていました。エヴィータは三十三歳で病死し、その葬儀には何十万ものブエノスアイレス市民が参列したそうです。ファン・ペロンの人気は実はエヴィータの力によるものが大きかったと言われています。

話が脱線しました。チェ・ゲバラはその後メキシコに移ります。そこでフィデル・カストロと出会います。「チェ　28歳の革命」はカストロとともにキューバ革命を成し遂げるところまでを描いています。ちょうど僕が小学生から中学生にかけての時代です。キューバ革命を成し遂げると、政府要職の地位を捨ててカストロに「別れの手紙」を残し、新たな革命の地へ向かいます。このちょっと前に、日本でまだ無名だった彼は広島を訪れています。新聞記者もほとんど相手にしなかったのですが、一人の地元広島の記者だけがインタビューをしています。その記者に用心深く極力政治的な発言を慎んでいた彼がポツリと「原爆投下に対して日本人はなぜアメリカに対して怒らないのか」と尋ねたそうです。

一九六七年ボリビアでのゲリラ活動中、政府軍に捕らえられ処刑されます。享年三十九歳。ゲバラの名前が日本で有名になったのはこの頃からです。僕は十八歳。ゲバラについて、その時代的背景と南米やアジア・アフリカの国々の状況を考えれば、彼がマルキストであったかどうかは大した問題でないような気がします。医学生の頃南米を旅して目にした農村の貧困、ハンセン病専門病院での経験、キューバ革命、そして別れの手紙、ボリビアでの活動、重症の気管支喘息を持ちながらも大義のため闘い続け、決して農民からの食料の奪取を許さないなどゲリラ内に規律を要求した彼。野太く、そして繊細な彼と彼の人生が現代社会で見直されているのには確かな理由があるのでしょう。キューバはアメリカによる経済封鎖からの深刻な食料不足を、農業者へのインセンティブを与えることで解決しようとしているそうです。キューバ政府の公式発表では今や食料自給率八〇パーセントを超えるまでになっていると喧伝されていま す。これをまったくのでたらめという学者もいて、カロリーベースでの自給率が実は三〇パーセントぐらいだとの反論もあります。キューバを訪問した人は異口同音に物はなくとも幸せな生活の実態を伝えます。民族性によるところが大きいのかもしれませんし、報道されていない負の部分もたくさんあるのでしょうが少し痛快です。キューバの医療のことも、ドキュメンタリー映画監督でジャーナリストのマイケル・ムーアが、無保険者が四千万人を超えている米国と比較して映画「シッコ」の中で描いています。これも少し痛快です。

中学生の頃、ゲバラについて同級の石田秀樹君とよく話をしたことを覚えています。二人とも早熟だったのでしょう。子供ながらに熱くゲバラについて語り合ったものです。彼の父親と僕の父は友人で、彼の父親は檀一雄の『火宅の人』に出てくる医師のモデルと言われています。お互いの家庭が共に芸術関係者の出入りが多く、耳ばかり大人になっていたのかもしれません。石田君とは小学校低学年の頃、若い頃の評論家の松永伍一さん、作家の森崎和江さん達と一緒に筑紫耶馬渓にキャンプに行き、フリチンで川遊びをしたこともありました。その彼が昨年末、独り寝の自宅の火災で亡くなってしまいました。

「チェ　28歳の革命」と「チェ　39歳別れの手紙」を観たのも、改めて「モーターサイクル・ダイアリーズ」のＤＶＤを観たのもナイーブで傷つきやすかった彼へのささやかな鎮魂です。

それにしても雲一つない薄青の空の向こうの堂々とした富士の姿。がんばらねばなりません。

# 縄文杉

　諫早で画廊をしている山下秀人さんが石山義秀画伯の作品を持って訪ねて来ました。学費の高い私大の医学部に息子が入学したので余裕も無く、とても絵を購入できる経済状況ではないと電話で話したのですが、見てもらうだけでいいと百号から三十号ぐらいの油彩を十数点見せてくれました。

　山下さんが持ってきた石山画伯の新作の中に屋久島を描いたものがありました。屋久島は九州の最高峰宮之浦岳を持つ、本土最南端から南南西六〇キロの海上にある屋久杉で有名な島です。その中でも樹齢七千二百年と言われる縄文杉のことは皆知っています。この縄文杉が見つかったのは一九六六年で、それまでは日本でも有数の年間降水量で育まれた人跡未踏の森の主としてひっそりと生き抜いて来たのです。観光名所になったために人が乱暴に踏み入り根っこを傷つけたりいろいろあって、今は間際までは近づくことが出来なくなっているそうです。

石山画伯の絵を見ながら山下さんと屋久島談義をしている時、こんなことを彼が言いました。数年前に屋久島に行った時、観光客が根を踏まないように作られた木製の展望テラスを歩いていたところ、帽子が風でとばされてしまい仕方なく柵を越え帽子を拾ったら、ちょうどそこに縄文杉があり、何かに引き寄せられるように手が触れた。そうしたら、これまで感じたことのない「気」のようなもので体全体がたおやかに包まれたと言うのです。

そんなことはないとはとても断言できません。日本の百寿者は四万人を突破しました。当院でも百六歳の方が加療中です。最長命と言われるフランス人の女性カルマンさんは百二十二歳で亡くなったそうです。老化説の主なものにはプログラム説とエラー蓄積説があります。前者の代表がテロメア説、後者は物理化学的な細胞へのストレスが生命活動の継続を制限するという考えです。テロメアは染色体の末端にあり、分裂の度に短くなり、最短になったら細胞分裂ができない状態となり寿命は終わると考えられています。そんな学説から人間の寿命は理論的には百二十歳までは可能性があるそうですが、現実には長くても百年そこそこ、ほんの最近までは人生五十年だったのです。それなのに、この杉は数千年もこの島で生き続けているのです。石山画伯の絵にも、山に潜むものへの畏敬といっしょに自然と共感する愛おしさが描かれています。

石山画伯は取材でいろんな地方を訪れても描けないことがしばしばあるそうです。画家はおそらく精霊と無意識に会話をして導かれるように絵の具を重ねていくのでしょう。詩人の谷川俊太郎さんがこんなことを言っていました。詩人とは宇宙を感じ予言性や予感性を持つ者（もちろんこんなではなくもっと詩人の言葉でしたが）。自然が語りかける予言性や予感性を軽んじてはなりません。

行ったことのない屋久島ですが体を鍛えて縄文杉に会いに行こうと思っています。そこは柳田國男の「海上の道」、おそらくは南の文明が何度も立ち寄ったところ、僕たちの遺伝子にかすかに記憶されたところに違いないのです。

水と顔料で仕上げるフレスコ画の技法で鍛えられた石山画伯の油彩は、屋久島の森と水の清澄さを伝えます。

# チェーホフ・ユモレスカ

人生二度目の胃カメラ検査を受けました。一度目は十年以上前、麻酔がよく効いていなかったのか嘔吐が強く、自分で抜管しようとして担当医師を怒らせてしまいました。それ以来、臆病な僕は検査を一度も受けたことがなかったのです。昨年末から腹満感が続くために意を決して金曜日に当院で消化器外来をやってくれている松隈医師に胃カメラをお願いしました。初回の苦しさが忘れられない僕は、外来婦長に「検査中手を握っておいてね」と情けないお願いをし、決死の覚悟で胃カメラを飲み込みました。結果、ポリープが四個、二つは茎付き、二つは茎なしです。「ポリペクトミーする方がいいですよ」。咽喉部の麻酔がよく効いていたため予想に反して最後まで楽でしたから、今度は大丈夫です。ポリペクトミーを受けることにしました。「先生のところでしますか、どうしますか」。たまの休み、仕事から離れたい僕は、松隈医師が勤めている久留米の社会保険第一病院に検査入院をすることにしました。二泊三日の入院初日の正午過ぎから、今度はポリペクトミー用の太めの内視鏡ですから、ベンゾジアゼピン系超短時間型全身麻酔薬ドルミカムで眠らせてもらい、夢うつつの中でポリペクトミーです。拮抗薬を打たれて目が覚めたら、目の前のシャーレに四個の小さなホルモン焼きのような肉片がありました。覚醒してみると夢うつつの間何を口走ったかと心配です。あらぬことを口走っていたのではと看護師さんに訊ねるとウッフフでしたのでなおさらです。

術後の出血対応もあり、当日は絶食、翌日から重湯流動食、翌々日は粥食となります。久しぶりの何もない時間を過ごしました。と言っても外科部長のI医師、前外科教授のT医師、内科のM副院長、乳がんの専門家であるT医師などどこから聞きつけたのか結構お客さんがありました。たった二泊三日ですがお見舞いは案外嬉しいものです。たまには患者になるべきです。相方は何の心配もしていません。初日のサインと最終日の朝の支払いだけ来てくれました。

入院中はほとんど何もすることがありません。何もないときには読書に限ります。アントン・パーヴロヴィチ・チェーホフの書いた「チェーホフ・ユモレスカ」をゆっくり読むことが出来ました。この本はユーモア短篇集です。こんな時にはあまり深刻なものや、難しいものは読む気がしません。ちょうどいいあんばいの本なのです。チェーホフは言わずと知れたロシアが生んだ偉大な劇作家、小説家です。生まれたのは一八六〇年、四十数歳で早世しています。一八八四年医師資格を得ていますが、医療にはほとんど携わっていないと経歴には書かれています。劇作家としてはモスクワ芸術座のために、「かもめ」、「ワーニャ伯父さん」、「三人姉妹」、そして「桜の園」を書き下ろしています。「チェーホフ・ユモレスカ」の中には数々の人々が登場しますが、一人一人を優しい目線で描いています。資格だけの医師であったチェーホフにとって、作家活動の場は病院、作品は症例の病歴や現症、すべての登場人物が彼の患者であるような気さえします。医師以上に人を優しく見つめ続けた作家です。

入院して三日目の朝、血液検査でも何の異常もなく貧血もありません。早々に荷造りしてお支払いです。荷造りと言ってもパジャマと下着と歯ブラシセットと一冊の本「チェーホフ・ユモレスカ」だけです。

幸いなことに体重が少しだけ減りました。

# 紅い実

多分ご存じないと思いますが、昭和十年代に火野葦平（『糞尿譚』で芥川賞を受賞、皆様にはペシャワールで活躍する医師中村哲氏の母方の伯父と言ったほうが分かりやすいでしょう）らと共に小説を発表していた作家の一人に田中稲城がいました。生家はお寺で善正寺といい、高齢になる弟さんが住職をなさっています。場所は日向神ダムを越えてまだ先の八女郡矢部村です。

田中稲城は三十二歳で早世しました。その忌日に近い日曜日に、「田中稲城忌」が善正寺境内に建立された文学碑の前で執り行われます。この地で長く学校教育に携わり、地域の文化の発展や村おこしに尽力された椎窓猛先生と有志の方々によって始められました。本業の教育に身を置き、詩を書きながら、雑事もいとわず地域のために汗をかいてこられた椎窓先生にお会いすると、父と重なってほっとするのです。田中稲城と僕の父は友人であり、その縁で毎年案内をいただきます。毎年のことなのでこの案内の葉書をいただくと、もう暮れだと実感するのです。昨年は大雪でとても行くことが出来ませんでした。こちらの用件などもあり毎年は無理ですが、三年に一回ぐらい伺っています。

矢部村までは久留米から車で約一時間半かかります。途中、黒木町の藤棚の近くの国道左側に、昔からの丸宗菓心庵という名の菓子屋があります。ここで売られている栗おこわが美味しいのです。出来上がるまで時間がかかるので、いつも往路に注文し帰りしなに立ち寄り、相方への土産にします。黒木出身の女優さんに黒木瞳さんがいらっしゃいます。この方、実は高校生の頃から詩を書き詩集も出しています。父が新聞の投稿詩の選評で彼女の詩を褒めたことが、その後書き続ける力になったと本人も書いています。今は大女優です。栗おこわがおいしいお菓子屋さんを出て、山の方にどんどん進んでいくと日向神ダムに出ます。桜の名所ですが最近は桜を愛でる人も減ったのでしょうか、人気の観光地でもないようです。それよりも時々事件性のある遺体がダム湖から発見されるなど、僕の中ではそちらのイメージの方が少し強くなっています。中学生の頃、凍てついたダム湖の岸近くの氷上でわかさぎ釣りをしたことがあります。こたえる冷気を我慢しながら、氷に丸く穴を開け五、六個針をつけた糸を垂れると、回遊性のあるわかさぎとうまく息が合えば針の数連なってかかります。これも遠い思い出です。ダム湖を右回りに進んでしばらく行くと矢部村の中心地にたどり着きます。往時は金鉱山関係の人々で賑わっていたそうです。目的地の善正寺は通りを外れて少し山手の棚田の中にあります。

田中稲城の「紅い実」という文章の抜粋を紹介しましょう。

## 紅い実

日本人は自然を愛する国民である。過去の文学史を窺《のぞ》く時私達はそのことを最も明瞭に感ずる。日本人の愛はすべて自然を通しての愛であった。そしてその事実は記紀の時代から現代に至っても少しも変わってはゐないと思ふ。こゝに私は私達の民族の限りない美しさと強さを感じるのだ。そうしてその中の一人として血を受け、自然への愛を教えられ、その母胎の中に生活の帰趨《きすう》を求め得る自分の幸福に思ひ至るのである。折々の自然の風物に心惹かれながら、私は一人でさうした想ひに耽ったりする。

冬は花のない季節である。都会に住んでゐるとどんな厳寒の候でも、花屋の飾窓の中には色とりどりの温室咲きの花々が馥郁《ふくいく》と薫ってゐる。併《しか》し木枯しに吹き曝された野山には一輪の花の影もない。只谷間の日蔭に隠れたやうに開く椿だけが紅い蕾を霜にうたれて堅く閉ぢてゐるだけである。併しこんな一見寂蓼とした世界にも、良くみるとさうした花々の代りに数々の美しい珠玉のやうな木の実がある。冬枯れの樹立の蔭や霜にうたれた末枯《うらが》れの草蔭に、それらの冬の木の実を見つける時、私は自然の摂理と云ふもの〻微妙さを感じる。

冬の木の実はみんな紅い。南天、梅もどき、万両など庭の木の実を初め、薮蔭《やぶかげ》に人眼からかくれたやうに結んでゐる、薮柑子《やぶこうじ》、青樹《あおき》、野茨《のいばら》、それから冬苺や名も知らぬ葛《かずら》の実など、どれも珠のやうに紅い。それらの木の実は紅葉が散る頃から色づき、春陽《はるび》に花々が開き初める頃まで冬のいちばん厳しい季節を、朝々の烈しい霜や深い雪にもめげず永い間実ってゐる。それ所か永い風雪に曝されれば曝されるだけその紅色は益々磨かれた珠のやうに光沢をすらまして来る。それは恰《あたか》もさうした厳しさこそが、己が生きる世界であることを自覚してゐるかのようにすら感じられる。

（田中稲城作品集より抜粋）

結核を患い夭折した稲城の成熟した感性は後世に伝えるべきものです。名文であることは言うまでもありませんが、厳しい冬にさらされた紅い実こそより光沢が増すのだという自然を見る確かな眼から導き出された世界観を感じます。

数回前から僕が出席の返事を出しておくと、プログラムに講演とか卓話とかの名称で時間が取ってあります。今回は何もしゃべらないでいいのだろうと思って出かけたのですが、やっぱり「稲城の里を訪ねて」という題まで付けられ卓話の時間が設けてありました。もう一人の卓話は遠方から来られた、かごしま文化研究所の方でした。

適当にと言われても適当に話すわけにはいきません。ちょうど当日の朝のＮＨＫ歌壇にゲスト出演していた詩人の高橋睦郎さんが話していた「読む」、「詠む」の語源の話から始めて、ここに来るまでの荒れた棚田の風景、そして景色の言霊への影響など感ずるままに話しました。

卓話が終わると地元の女性達が作ってくれた「まんどき蕎麦」が振舞われました。「まんどき」とはお昼のことのようです。蕎麦好きの僕にはたまりません。繊細な名店の白く光った蕎麦とは異なる、ぶつぶつと短く切れ、少し不揃いの田舎蕎麦は箸使いが難しいのですがどんぶり二杯もいただきました。地元の漬物、柚子の皮の甘煮、そして山菜の入った味御飯、一人のおばあさんが僕の横につきっきりで「もう一杯どうですか、おかわりはどうですか」と料理の講釈付きで勧めてくれました。ご馳走さまでした。お世話になりました。

稲城の「紅い実」の一節を復唱すると僕らが失いつつあるものがはっきり見えてきます。鋭い文芸評論をなさる松原新一さんと数年前この会で一緒になりました。年明けの賀状にこんなことが書いてありました。

「語り継ぐことは大切なことです」

# お薦め美術館

シカゴ大学のDepartment of East Asian Languages and Civilizationsに所属するジャスティン・Jからメールがあり、「来日して福岡に行くので会いたい」とのことです。大急ぎでN新聞文化部の記者Tさん、出版社のMさんとSさんに声をかけ、五、六人が居酒屋で会うことにしました。もともとは出版社のSさんの紹介で知り合ったのですが、ジャスティンとは彼が国際交流基金で来日していた時、A新聞のコラムを担当しているK記者を交えて銀座の比較的割安のバーで遅くまで飲んだことがありました。楽しく飲んでいる頃から大雨になり、傘を二人とも持っておらず、びしょ濡れになりながら新橋駅まで走りに走って、中央線に乗り換えるための最終電車にやっと間に合い、彼を送ったのでした。その後彼は帰国しました。

居酒屋では、はじめは静かな会話だったのですが焼酎のボトルが数本空いてしまいました。おまけに僕の行きつけのワインハウス西中洲のLに移動し深夜までの痛飲です。アメリカの南部バプティストの問題、日本での戦後の前衛運動やアメリカのビートニク、訴訟によって去勢されたアメリカ社会など話はあっちに行ったりこっちに行ったりしながら熱く文化論を語りました。と言っても医者の僕はこのような人の前ではうかつなことは言えません、聞き役が適任です。「ところで今回の旅の目的は」と聞くと「あじび」との答えです。「あじび」とは福岡アジア美術館のことです。福岡の人はなぜかあまり知りませんが、実は「あじび」は世界的に注目されている美術館です。同美術館で十二月二日(日)から一月二十二日(火)まで開催されている特別展、「民衆の鼓動——韓国美術のリアリズム——1945~2005」を見るのが彼の来日の目的だったのです。父親が東部名門大学の基礎血液学の教授で典型的なWASP(ホワイト、アングロサクソン、プロテスタント)であろうと思われる(勝手な僕の想像です)彼は、アメリカに起こったビートニク、そして戦後の日本の前衛美術運動に大変興味を持っており、シカゴ大学でArt and Activism in Postwar Japanをテーマに博士論文をまとめている最中です。そう言えば奥さんは韓国出身の才媛だそうです。ぞっこんの奥さんを僕に会わせて羨ましがらせたいようですが、残念なことに、今回彼女はソウルの実家に帰っていました。

数日後、「あじび」を僕が相方と訪れたのは言うまでもありません。「民衆の鼓動——韓国美術のリアリズム——1945~2005」は太平洋戦争後、そして一九五〇年から五三年にかけての朝鮮戦争を経て現代に続く韓国の美術運動を知るのにまたとない機会でした。そして何よりも一点一点の作品の持つ炸裂するようなエネルギーに圧倒されました。

彼と話したものです。日本は太平洋戦争を経験した。そして、唯一の被爆国だ。韓国は日本による併合から太平洋戦争終結とともに独立したがすぐに朝鮮戦争に突入した。このような経験があなたの国アメリカにはない。ベトナム戦争や湾岸戦争で大きな痛手を負ったにせよスクラップ・アンド・ビルドと言えるまでの経験ではない。一方にはコンプレックスが長く残り、一方は傲慢さでいっぱいになった。アメリカのビートニク以降の文学や美術にもう一つ血や泥のにおいがしないのはこの違いのためかも知れない。もちろんブラックカルチャーやラティーノのそれは例外だけど。

こんなことを韓国の人から聞いたことがあります。韓国人は、朝鮮民族はと言い換えてもいいでしょう、親に対しての気持ちが格別強い。もし飢餓で生きていくことができなくなった時には、子を殺めても親は殺めない。親を否定することは先祖を否定すること、つまり自分自身のアイデンティティを否定することに他ならない。十分説明しないと誤解を受けますが、日本での間引き、姥捨てなど、互いの文化的な背景の違いを家族問題にしぼって話したことがあります。少なくとも韓国社会での親の意味は日本とは異なるようです。もしかすると、若い世代の芸術的なエネルギーの創発の力にはこのような背景があるからではと思うのです。

抽象でも具象でも、古典でもコンテンポラリーでも絵画を見るのが好きで美術館によく行きますが、この「あじび」の特別展は、作品としてはやや未熟でも突き刺さるような印象を持ちました。最近ではまれな体験です。

国内では過去のものとして忘れられようとしているのに、ジャスティンは戦後まもなくはじまった九州派の美術運動を高く評価しています。

しばらく病院の壁にかけていた九州派桜井孝身さんの抽象画は、病院ばかり狙う絵画泥棒に持ち去られてしまい行方知れずのままです。

# ABCDJ

八〇年代半ば、医者になって十年目の頃、本格小説と言われるものを読むのが億劫になった時期があり、その時本屋で見つけたのが米国のコラムニスト、ボブ・グリーンの『アメリカン・ビート』でした。仕事で疲れたとき、平易な表現で書かれた彼のエッセイには癒されたものです。アメリカの普通の人々の普通の生活を普通の視点で切り込んでいく語り口には絶妙のものがあります。他にもピート・ハミルの『ニューヨーク・スケッチブック』なども読みました。ボブ・グリーンは大学在学中からシカゴ・トリビューンの非常勤の通信員となり、コラムを書き始め、卒業後はシカゴ・サン・タイムズに入社してコラムニストとして全米で不動の地位を確立しました。

山笠の真っ最中の日、あまりの暑さにくたびれ、冷気をいただきにちょっと入った本屋に、その彼が書いた『ABCDJ』が並んでいたのです。懐かしいボブ・グリーンの著作です。さっそく買い求めました。

『ＡＢＣＤＪ』は典型的なアメリカの田舎町での五人の少年の物語です。五人のそれぞれの頭文字がＡＢＣＤＪです。ボブがＢです。僕は一九四九年生まれで年末には五十八歳になります。ボブ・グリーンは六十歳になったばかりだと思います。つまり、これはほぼ同年代の物語です。それぞれの道を歩んだ彼らの一人ジャック、Ｊが突然告知された末期がんの診断を機に、ボブはアメリカの田舎町での自分たちの青春を語り始め、追憶は五人に新たな絆をもたらします。

実はまだ三分の二しか読んでいません。

最近、中学校の同窓会を盆休みの頃に開くので世話人になってくれと友人が訪ねてきました。同窓会はあまり好きではありません。昔話で盛り上がる宴席が苦手なのです。詩人の谷川俊太郎さんと食事した時におっしゃっていたことを思い出します。「べったりした人との関係が苦手なんだよね」といった意味のことでした。及びもつきませんが同じなのでしょうか。思春期の頃から苦手なのです。若いときから人を使う立場が続き、自分の勝手な思い入れ通りには人間関係が続かないことを、いやという程経験したことも原因かもしれません。そういうことからも多分傷つくことを避けているのだと思います。

考えてみると団塊の世代には共通の何かがあるように思えます。一学年のクラス数が今では考えられないように多かった時代です。競争は当たり前ですが、どこか熱かった世代、地方の大学でも共闘の風が激しく吹いた時代、だのに、やや利己的に過ぎるともいえる個人主義がその後の僕らを覆ってしまっています。

ＡＢＣＤＪの五人が、五十七歳から日本で言う還暦を過ぎるまで末期がんと共に共有した残り三分の一の物語を、これからじっくり読んでみます。次の同窓会は少し違うかもしれません。

## 知識人とは

二月十二日の月曜日に福岡市で開催された福岡市医師会の創立百周年記念式の特別講演として、大江健三郎さんの話を聴くことができました。講演の締めくくりはエドワード・W・サイードとの出会いについてでした。きっとサイードについて何かお話になるだろうなと思っていたら、やはりです。彼が戦ってきたあまりにも非情で不条理に満ちた現代社会の未来性について、また、晩年はある種の楽観の境地に達していたのではないかということもお話しになりました。

サイードは知識人とは何かについて次のように答えています。数年前から院長室の机の前の壁にサイードのこの言葉を貼付けていました。

「知識人とは亡命者にして周辺的存在であり、またアマチュアであり、さらには権力に対して真実を語ろうとする言葉の使い手である」。キリスト教徒でありながらパレスチナ人としてエルサレムに生まれたサイードにとってパレスチナの問題は血の命題でもあり、宿命でもあったのですから、亡命者という言葉の重みも十分理解できます。ただ、僕は「周辺的存在」と「アマチュア」という二つの言葉により強く惹かれます。

もちろん、サイードの言う知識人とはまったくステージの違う話ですが、ごく一般的な意味として僕たち医師が今でも、多少でも知識人と呼ばれることが許されるなら、あるいは少なくとも幾人かの知識人と呼ばれる医師がまだ存在しているのなら、その医師にとって「周辺的存在」とはどのようなことなのでしょうか。安っぽい政治的なコミットの問題ではありません。よい意味で畏怖される知識人のあり方としての立ち位置の問題だと思います。

もう一つ貼っているのは聖フランシスコによるアッシジの平和の祈りです。当院に入院された神父さんがお亡くなりになる直前にいただいたものです。みごとな最期でした。

大江さんは鶴見和子さんの最後の講演のことばも紹介されました。曼荼羅の世界、つまり多様な価値観を包含できる懐の深い文化性についての意味を話され、加えてある種の楽観性こそが未来を形成していく大切なものの一つだとおっしゃいました。楽観性というのは永遠の命の継続を信じること、つまり、子供たちのために時代を夢見る力だと僕は理解しています。そして、訥々とした話しぶりからは、楽観性に加えて根源的なユーモアの力についても触れられているような気がしました。

疑いを持って人の話を聞くのが僕の悪い癖です。話を聞いてその人を全面的に支持することは出来ません。大江さんへのいくつかの批判も知っていますが、今日の話は心に残りました。僕なりの「周辺的存在」そして「アマチュア」、大きな課題です。

# シュロの木

日曜日に東京で学会の専門医の試験がありました。場所は平河町の砂防会館です。広い会場は満員で周りを見渡すと自分が一番年上ではないかと思います。ほんのこの前までは若い方に入っていたのになあと思いながらも受験をすまし、そのまま空港に向かいました。日曜日はいつも大変な混雑です。ちょうどの便が残り三席空いていたのが幸運でした。帰路に着けました。試験の結果は二週間くらい後に発表があるそうです。どうなることやら。

機内雑誌も読んでしまったし、イヤホンをセットし機内番組を聴くことにしました。いつも落語を聴くことにしています。ＡＮＡの機内番組のこのコーナーのパーソナリティーは講談の神田紅師匠と上方寄席囃子三味線の内海英華師匠です。紅師匠の実家は福岡で、彼女の祖母と僕の祖母が姉妹になります。その縁もあり、小郡出身の医傑、高松凌雲翁の生涯を新作講談に仕立てていただきました。修猷館高等学校から早稲田大学に進んだ才媛ですが新劇の世界に入り大学を中退、その後は講談の世界ばかりでなく舞台にテレビに活躍しています。今月の出演者は三枝です。病院ネタの新作モノで思わず声を出して笑ってしまい、周りの人がこちらを見てちょっと恥ずかしい思いをしました。認知症(ボケと言ってはいけません)のお年寄りと医者の診察が場面設定です。さんざん自分の訴えを話した患者さんに、今度は医師がその話を受けて「ということはここが痛いのですね」と尋ねると、患者さんはこれまで自分の話したことをすっかり忘れて、「なぜ?」、「どこが?」と聞くのです。そんなちぐはぐの連続を三枝が絶妙の話術で笑わせてくれます。

認知症と言えば、今回の専門医の勉強は老化する脳との闘いでした。五十六歳にもなるとなかなか記憶が脳に留まりません。理論的には海馬などでは神経細胞の再生がかなりの年齢になってもあるということですが、それは理論上です。僕個人のレベルでは、変性や退縮の方が勝っています。三百ページぐらいのテキストを何度読んでも覚えませんでした。

三枝の落語を聴き終わってチャンネルを七に変えると、矢沢永吉の特集をやっていました。CDを買ったことはありませんが同年代であることも関係するのでしょう、彼の歌がすっと入ってきます。曲の間にインタビューが入っていました。インタビュアーが「ところで矢沢さん、矢沢さんが歌った曲の中でどんな言葉が好きですか」と尋ねたところ、彼は少し間を置いて(例のように口は相当ねじれていたと思います)、「シュロ」、「シュロの木陰」と答えました。感性の人ですから深く考える必要はありません、でも意外な答えです。「自分はそのシュロの木陰というフレーズの入った楽曲を歌うまでシュロという木を知らなかった、それでマウイ島まで行って確認してきた」てな、脈絡のない矢沢節でした。

そう言えば、僕が生まれて三十年ぐらい住んだ久留米の家の芝生の庭の奥には、芭蕉の木とシュロの木がありました。芭蕉には小さなバナナが実を付け、小さい頃にかじってみたけれど苦くてとても食べられませんでした。鍋に入れて煮てみたこともありました。ひょっとしたら日内リズムを律するホルモン、メラトニンをバナナの皮が多く含むことを本能的に知っていたのかな、それはないでしょう。

なんで南の植物が庭にあったのか最近まで考えたこともありませんでした。

開戦時にはすでに西方の海上にあり、開戦と共にマレー半島に上陸し、シンガポールからビルマ(今のアウンサンスーチー女史のミャンマー)、そして中国奥地の雲南省まで軍医として転戦し、白骨街道とさえ言われた退路を生き延びた父が、終戦後に父の父親の医者仲間であった小川医師から後継者がいないので患者のために是非と、強く乞われて開業したのが久留米市諏訪野町屋敷というところでした。敗戦の焦土の中、この地に居を定めた父はここをクルミ市スワン町と呼んでいました。その庭に南方の木、シュロと芭蕉を真っ先に植えたのは戦友の死への鎮魂と忘却を恐れたからではないかと思うのです。

# ユタの教え

日本人全体がことばについての力を失っていることも理由でしょうが、同時に言葉に対しての責任やデリカシーもなくしていると思います。沖縄のシャーマンであるユタは、公式な祭り事を司るノロとは違い普段は普通の生活をして、言わば市井の霊的相談者の役割を果たしていました。過去形なのは、数少ない幾人かの方は残っていらっしゃると聞いていますが、僕達の業界がよく使うエビデンスがはっきりしないものですから、禁止令や弾圧によって消滅間近となっているのです。いつだったでしょうか、テレビで沖縄のユタ、もちろん女性が、その人がこう言っていたのを覚えています。「死者に対しては思いを必ず口に出して伝えること。声を出して伝えること」。ユタのシャーマンとしてのエビデンスは現代科学では否定される運命にあっても、ユタが語り継いできた教えや言葉には別の意味があるのではと思います。

そう言えば日本ではほんの少し前まで私達がしゃべる言葉に言霊が宿ると考えられていまし

た。語ることと行うことは一致すべきと考えられていたのです。日本語に限らず多くの国々の言葉でも同じようなことがあります。単純に言行不一致とか言行一致というものでもないのですが、発したことばには力と責任がありました。

浅学な僕なりに平易に解釈しています。神社仏閣でお参りをする時に、ただ感謝の気持ちだけ表す事と知っていても、僕たちは家族の幸せや健康を祈ります。その時、心の中で祈るのと声に出して祈ることは実は違うということです。ひいてはそれは書くことの意味にもつながります。

これもテレビでのことです。軽妙なしゃべりで有名な運動能力を競う番組の司会もやっている東京キー局の某アナウンサーが、イスラムの過激派のテロ報道を受けてこう言っていました。「彼らは今後も何をしでかすか分かりませんね」。し・で・か・す。この一言で彼の教養と人間性の全体が見えてしまいます。報道番組ではなく報道娯楽番組だから許されるというものでもありません。あまりにも歴史を知らず、世界の複雑性にも無知としかいいようがありません。彼は言葉を声に出す仕事ですからここは譲れません。

現代社会の僕たちは願いを音にした言葉にすることがほとんどありません。子供の頃、幼稚園で朝におはようございます、お昼にはいただきます、そして大声でせんせいさようならみなさんさようなら。クリスマスイヴにサンタクロースに欲しいものを大声でお願いしたこと、流れ星に向かって願い事を伝えたこと、願いが言葉であり言葉は願いであることをもう一度確認したいものです。

# 叙情と地方の意味論

二台のタクシーの運転手さんから同じ話を同じ日に聞かされました。十一月ですよねえ、子供の頃はもう霜が出ていましたよね、やっぱり温暖化のためですかね、この変わり様は。

水たまりには氷が張っていたし、切り株の残る田んぼに入り霜柱を踏んだ時のあの独特の音と感触を楽しみに、わざと回り道して学校に通ったものです。寒さなんて気にもなりません。軒下のつららを折ってなめてみたこともありました。僕たちが共通の景色を見たかどうか、あるいは共通の思い出を持っているかどうかが、情緒のありように大きな影響を与えることは言うまでもありません。それは離れた国に生まれた者同士であっても、ビートルズのストロベリー・フィールズ・フォーエヴァーを同時期に聴いたとか、ベルリンの壁の崩壊を同じニュース映像で見たとか、そのようなことでも成立しうるものです。

数年間、久留米大学文学部の特別講義を年に一回受け持っています。荷が重いので僕自身は今回が最後だと決めています。百名を超える学生が受講します。最初の時は案外行儀よく授業を聴いてくれましたが、年々学生の私語や中途での出入り、居眠りなどが気になるようになりました。僕が医学部の学生だった頃も、出席確認が終わると出て行ったり居眠りしたりでしたから、決して偉そうなことを言うつもりはありませんが、ちょっと度を超えています。まったく別世界の集団を相手にしているような気さえするのです。もちろん、半分位の学生は熱心に聞いてくれます。

後日談ですが、東京から特別講義に見えた先生から、久留米大学の学生は自校に比べると静かに聞いてくれると文学部のN教授は聞いたそうです。つまりこれは日本全国の現象なのです。昔、娘の幼稚園の父母会の役員をしていて、父母と園生を前に話をしたことがありました。前に座った園生より後ろの父母の私語がどうしようもなくうるさかったのを思い出します。

授業の最初に、昨今の学生の風潮がおおよそ分かっていた僕はこう話しました。居眠りも結構、でも邪魔だけはしないように、聞いている諸君に迷惑だけはかけないように。授業を始めて数分後、教室中段の二人の学生が前後の席で話をしています。後ろの学生が大きな身振りで、ちょうどシンバルを叩くお猿さんのおもちゃのような仕草で笑いながら、大げさに手を叩いています。話はそれますが、特に若い女性がこのようなオーバーアクションで笑う姿をテレビでも電車の中でもよく見かけます、これも気になって仕方ありません。笑いという自然な動作にも無理をしているようにしか思えないのです。無理をしないと自分を主張できない若者の状況が辛いのです。

二人の男子学生に僕ははっきりと言いました。そこの君たち出て行きたまえ。君たちが出て行かないならば僕が出て行きます。僕は頼まれて授業をしているのです。ここでやめて帰っても僕はかまわないのです。出て行ってください。担当で付き添っていたN教授は、心配顔でその学生のところに行って何やら話しておられます。学生は無反応です。また話がそれますが、若い職員を注意したり叱ったりする時に反応がなく、「はい」も「いいえ」も言い訳も、もっと言えば泣きもしないし、食って掛かることがないのも気にかかります。そうこうするうちに彼ら二人、やっと立ち上がってすみませんでしたと言ったような気がしましたので、分かりましたでは続けましょうと講義を再開しました。

その日の講義の資料として、僕は三人の詩人の肉声朗読のビデオを持参していました。一人は川崎洋さん、一人は石垣りんさん、どちらも今は亡き著名な詩人です。もう一人はほんの最近丸山豊記念現代詩賞を受賞した古賀忠昭さんです。この朗読の録画の数日後、腹部の血管筋層由来の悪性腫瘍で亡くなりました。これらの方々に大変失礼な気がして、特に、確固たる人生を貫き最期の振り絞る肉声で朗読をしてくれた古賀忠昭さんのことを思うと、その日の学生の態度を僕は許すことが出来なかったのです。今でも許すべきではなかったと思っています。

講義のテーマは「叙情と地方の意味論」です。簡単な命題ではありませんがあえて言えば、叙情性とは鍛えられてこそ培われるもので、精神の奥深いところにしっかりとおさめられておくべきもの、決して単なるセンチメンタリズムではないこと、そして地方性とは偏狭な地理的意味での地方ではなく、突き詰めて言えば自立した個人の個そのものという趣旨で話したつもりです。涙さえもあるいは笑いさえも鍛えられておかねばならない、そして頑固なほどの個を形成する。この機会に僕自身が考えを整理したかったために大上段に振りかぶったものです。我が儘な僕です。お世話いただいたN教授には大変な心配をかけてしまいました。

# べんがら色の町並み

八女市で開かれた星野の陶工山本源太さんの福岡県文化賞受賞のお祝い会に参加しました。前回八女市に行ったのは、大吟醸「箱入り娘」で有名な高橋酒造の先代夫人にお誘いを受けて新酒を味わった時です。もう三年くらい前になります。町並みもすっかり新しくなったなと思っていたところ、市役所から福島小学校のそばの会場近くになると趣ががぜん変わってきました。古い商家の町並みが残っているのです。白壁の続く途中にその日の会場がありました。

八女市の八女は「日本書紀」にある八女津媛がその由来だと言われています。同じ「日本書紀」にある磐井の乱の磐井一族の本拠地もこの辺のはずです。この地域には多くの古墳が残っており古代史における重要な場所であったことは間違いありません。現在の八女市の中心地はもともと福島町と言っていましたので、この町並みも八女福島横町町家といいます。会場は江戸時代から紙屋を営んでいた循環器科の医師高橋先生のお宅です。高橋先生が同業だったことをそこで初めて知りました。銘酒「箱入り娘」の高橋家とも辿れば縁戚のようです。

集まった面々は、もちろん源太さん、矢部村の教育者で詩人の椎窓先生、某省の元高級官僚、建築科の教授、児童教育の専門家、小学校の校長先生、沖縄から縁があってこちらに住むようになった方、刺繍を仕事にしている女性など約十名です。三名以外は初対面ですので会の途中で自己紹介が始まりました。それぞれがいろんな文化活動をしている人達だけに内容の濃い自己紹介です。ただ、共通点が一つあったのは大変興味深いことでした。皆が皆、父が遺したとか、母がこう言っていたとか、先輩から受け継いだとか、江戸時代から続いているべんがら屋でまだ蔵にべんがらが残っているとか、継続とか語り継ぐとか、継ぐがキーワードの話をされたことです。文化と家族、家族と地域のコミュニティ、考えさせられました。いろいろな会に出ますが、これほど家族とか故郷とかの話が強く頻繁に出たことはなかったように思います。

べんがらの話を少しします。べんがらの由来はインドのベンガル地方と言われています。そこで産出する酸化鉄が赤色の顔料になるのです。それをべんがらと言います。昔、八女にはべんがらで外壁を塗装しているところが多かったそうです。べんがら色に塗装された町並み、さぞかし美しかったことでしょう。イングランドにコッツウォルズという地方がありますが、この建物はほとんどすべてが蜂蜜色の外壁を持った石造りで有名です。いくつかの集落が広い地域に点在するのですが、イギリス特有の田園風景と蜂蜜色の石の建物はそれを保存してきた人々の強い意志を感じさせます。日本は木の文化、紙の文化だから町並みがほとんど残っていないとよく言われますが、材質だけの問題ではないと思うのです。そこに強い意志があったかどうか、美意識も含めて語り継ぐ思いがあったかどうか。

表の通りから高橋先生の昔紙問屋だった自宅に入ったところは、たたきの土間になっています。土間のひんやりとした感じがなんとも言えず以前からこの風情が好きです。土間に二ヶ所、反物を広げたくらいの幅の紙が石の重しをのせて置いてあります。何か模様があるのでよく見るとツバメの糞です。上を見ると立派なツバメの巣が二つあり、そばには置物のようにツバメがじっと止まっています。しばらく見ていると時々動くので本物だと分かりました。

会は楽しく進みました。それぞれが見識を持っているのでどの話も興味深く、時間はあっという間にたってしまいました。江戸時代からの町家を残すことは大変なことだと思います。強い意志の継代がなければ一代ではどうすることもできません。そこには、しがらみも、現代では消防法をはじめ避けられぬ面倒もたくさんあるに違いありません。棟方志功も愛したという古い八女手すき和紙がところどころに山積みされている高橋先生宅でのいい出会いでした。そういえばずっと以前、早世された九州大学文学部の花田俊典先生と食事をした時、酒も飲まないのに酒飲みの僕とつき合った先生は言っていました。頑固はいい、最近頑固ものがいなくなった。頑固はいいよ。

# 福岡城址の桜

四月四日の日曜日、ある観桜会で大濠公園に行きました。福岡城址の桜は今が満開で、少し肌寒い夕方でしたが、あちらこちらで青いビニールシートを広げて花見が行われていました。

花を愛でるのは日本人だけではありませんが日本人と桜は同義語に近く、花見について外国人に説明する機会も多いものです。日本の四季は明確に分かれており、歴史の中で、また文化形成の上でも四季の移ろいが日本人の心情や衝動に影響を与え、四季そのものが日内リズムの延長として僕らの遺伝子に刷り込まれています。小説もそうだし絵画もそうだし建築もそうです。短詩にいたっては季節そのものです。新学期が春から始まるのもそう。そして満開の桜があっという間に散ってしまう時、物の哀れを感じます。元旦の朝は凍るような朝でなくてはなりません。盆の墓参りには蝉の声が聞こえなくてはなりません。

ある雑誌を読んでいたら、良寛とその句について『清貧の思想』、『ハラスのいた日』の中野孝次さんが書いていました。良寛の春の句はどれも素直な句で、誰でも作ることができそうだけれど、それは極致である。また、良寛の春の句には格別のものがある。本当に春を待っていた者だけが感じることのできるものだ、というものでした。良寛は家々を乞食に回り、その清貧がゆえに長い冬の厳しさは想像を絶するものだったはずだ、春の芽生えや桜のつぼみに、やっと冬を越した命をことさらに感じたのではないだろうかとも書いておられます。良寛も僕らと同じように、満開の里の桜を仰ぎ見たはずです。ただ、その心中にあるものや、首筋にふりかかる一枚の花弁の意味は大いに違っていたのではと思います。

ビニールシートの上の酒宴はまだ続いています。瞬間を喜び、物の哀れを確認する会と考えるのか、次の開花のための祈りの宴なのか、どちらなのでしょう。

どうしても外国人に理論立てて言葉で説明することのできない何かが残ります。もどかしいばかりです。

それにしても、また考えてしまいます。花見の彼らにとって本当に待ちに待った春なのでしょうか。真っ暗を知らないと月明かりが語れないように、僕たちは少しずつ季節を忘れていくようです。中野孝次さんが良寛に託した痛烈な現代へのアイロニーなんて分かるはずもありません。



むらぎもの心楽しも春の日に

鳥のむらがり遊ぶを見れば
この里に手まりつきつつ子供らと
遊ぶ春日は暮れずともよし
良寛の春です。

# 僕と音楽

大学医学部に入ってスゥインギングハード・ジャズオーケストラという名前だけはりっぱで格好のいい学生ジャズバンドに入りました。僕のパートはテナーサキソフォンです。キーはBb、持ちかえで重たいバリトンサックスも吹きました。同級生の細川君はトランペット、木村君と熊手君はアルトサキソフォン、安藤君はトロンボーン、金沢君はドラムです。経験のなかった僕の楽器は適当に先輩が決めました。名前の通りスィングジャズを主に演奏するバンドでカウントベーシーやグレンミラーなどの曲を演奏したものです。当時として新しいところではクインシージョーンズのバンドのコピーもやったことがあります。医学部の学生バンドですからもちろんたいしたことはありませんが、それでも年二回の演奏会と主催のダンスパーティでの演奏、他大学との共演など、結構あっちこっち行きました。本当にたいしたことはなかったのですが、一学年下に今は小児科医の吉本君がいて、オーケストラのメンバーの中から彼がピックアップした吉本賢良トリオだけはプロはだしの演奏を聴かせていました。吉本君は今も音楽人生を続けています。大学に残っている泌尿器科学教授の松岡啓先生はトランペット、九州大学生理学教授の吉村恵先生はベースを弾いていました。

こういうことで学生時代は全国に本格的なジャズ喫茶として名が通っていた久留米の「ルーレット」にほとんど入り浸っていました。数千枚のジャズのレコードが九州で一、二位を誇る音質のいいステレオで聴けたのです。ルーレットはその前は久留米の一番街という名の通りから少し入った所にありましたが、火災でほとんどのレコードがだめになりました。火災の報を聞き慌てて駆けつけ、水浸しの現場からわずかに焼け残ったレコードを運び出したことを思い出します。ビリー・ホリデイの歌がなぜ人を泣かせるのかを何度も話してくれた口髭の似合う姫野マスターも鬼籍に入られました。ルーレットの看板になっているサキソフォンは僕らのクラブにあった修理不能のものを寄贈したのです。大学時代はこうやってジャズに明け暮れていました。

小学校高学年の頃から音楽を聴くようになり、五〇年代から六〇年代の洋楽、クリフ・リチャード、ニール・セダカ、エルビス・プレスリー、ポール・アンカなど、横浜の女子大に行っている姉が持っていたドーナツ盤のレコードをかけて、自宅のモノラルの箱形の大きなスピーカーの前で聴いたものです。同じ頃からビートルズを聴くようになりました。ビートルズの新曲が出るたびに久留米文化街にあった名曲堂という店に買いに行きました。ビートルズに少し遅れて、サイモンとガーファンクルです。そのうち我が家にもステレオがやって来ました。ただ、自分でも変わっていたなと思うのは、その当時からイタリアのカンツォーネが好きで、誰が歌っていたのかも分かりませんが、「サンタ・ルチア」や「わすれな草」など何度も聴いて原語の歌詞を意味も分からず暗記するまでになっていました。演奏会で最初に聴いたクラシックの曲はリムスキー・コルサコフの「シェーラザード」で、生のオーケストラの音にこんな美しい世界があるのかと驚いたものです。それからはクラシックも聴くようになりました。

車の中でも自宅でも音楽をよく聴きますが、気分が落ち込んだ時にはクイーンの「ウィ・アー・ザ・チャンピョンズ」を音量を上げて聴きます。これを聞くと元気が出るのです。ちょっと一人になりたい時にはピーター・ポール＆マリーが歌うジョン・デンバー作曲の「悲しみのジェットプレーン」、秋になるとなぜか無性に聴きたくなるのが中田喜直作曲、鎌田忠良作詞の声楽曲、「霧と話した」です。どちらも別れの歌なので女々しいのですが、深い意味はありません。ただ、これを聴きながら紅茶を飲むと心地よいのです。

不思議に何度聴いても涙が出る曲があります。富田勲作曲の「新日本紀行」のテーマ音楽です。どうしても泣けてきます。また、「新日本紀行ふたたび」のテーマ曲は琵琶奏者の坂田美子作詩、歌によるもので、「いにしえに息づく時の道で変わりゆくもの変わらぬもの」で始まりますが、これも泣けてきます。ＹｏｕＴｕｂｅで動画付きで聴けるので、書類書きの合間によく聴きます。農村や漁村の生活や祭りの風景、人々の表情を見せてくれた番組の印象もありますが、僕の中の日本人の血がそうさせるのだと思います。

いにしえに息づく時の道で
変わりゆくもの変わらぬもの
たどりめぐりてふたたび出逢う
面影をこの心に

最近の日本人の表情、変わった気がします。「新日本紀行」でよく見た、あの年月の刻まれた寡黙な顔にめったに出合いません。

# 詩・二〇〇〇・博多

丸山豊記念現代詩賞の選考委員を安西均さんと第一回目から引き受けていただいている川崎洋さんと何かの話の折りです。第一回目の受賞者である谷川俊太郎さんが授賞式の後、久留米文化街の住吉という小料理屋のカウンターで、安西さんに促され、「安西さんに言われればねえ」と自作詩の朗読をなさったことがありました。安西さんと川崎さんの肉声の朗読もその時初めて聴いたのです。この時の思い出話になり、やはり肉声の朗読はいい、何かやろうということになったのです。川崎さんはそれまでも詩人の肉声朗読の録音を集めＣＤを出したり、朗読会をなさったりしていました。地元福岡でもディナーショーのような感じで、これが詩人の朗読会だというジャズ喫茶のようなところでのマニアックな感じではないものをやりたくなったのです。こんな話を川崎さんと何度かして、二〇〇〇年に福岡でやることを決め準備にかかりました。

谷川俊太郎さんと川崎洋さんと僕とで、東京虎ノ門のホテルオークラの中華、桃花林の一室で打ち合わせの会をしました。お二人とも最高級のレストランであろうと、路地裏の二坪くらいの老夫婦がやっている焼き鳥屋であろうと、変わらずおいしく食べる人です。それは間違いないのですが、その時は、核になる出演者として多忙な谷川さんにスケジュール調整をしてもらわなくてはなりません。奮発して桃花林にしたのです。その時出されたのがやけに高い紹興酒であったことが請求書を見て分かりましたが、さすが谷川さん、一口目でこの紹興酒はうまいとおっしゃいました。

唐突ですが、全てに繊細で、かつ筋肉質であるのが詩人であるような気がしてなりません。その時、著名な哲学者である、お父上、谷川徹三さんがホテルオークラに長逗留をしていたことがあったので、ここには縁があるんだとおっしゃったことを覚えています。川崎さんには、以前に浪曲師広沢虎造の娘姉妹がやっているという新宿の小さな料理屋にお連れいただいたことがあります。娘姉妹といっても僕から言えばおばあさん姉妹で、何代目の広沢虎造かも、確かその時聞いたのですが忘れてしまいました。カウンターに座り大岡信さん達との連詩のこととか、川崎さんがラムネを自転車の荷台にのせて売っていた久留米時代のことなどを話しました。川崎さんはこんな店が好きなのです。

桃花林で、「詩・二〇〇〇・博多」にお願いする出演者を決めました。石垣りんさん、白石かずこさん、若い詩人木坂涼さん（在日の米国ミシガン出身の詩人、アーサー・ビナードと結婚）

と谷川さんの子息、作曲家でピアニストの谷川賢作さんが率いるＤｉＶａに演奏をお願いすることにしました。賢作さんは、俊太郎さんや、まど・みちおさんの詩などの朗読と音楽をコラボレーションした活動を続けていました。ＤｉＶａのボーカルは高瀬麻里子さん、ベースは大坪寛彦さんです。

さて、当日になりました。二〇〇〇年四月二十二日の夕方、二百人を超える観客を迎えて始まりました。場所は福岡のホテルオークラです。これだけの詩人が一堂に会することは、東京でもほとんどなかったと思います。ＲＫＢ毎日放送のプロデューサー木村栄文さんに相談して番組を制作することにしました。ＮＨＫがいいだろうということで、木村さん紹介のＮＨＫの文化担当のディレクターと打ち合わせをしたのですが、同年七月に開催が迫っている沖縄サミットの関係で、中継車などの機材の調達が無理なことが分かりました。木村さんには、無理をして予算を引き出していただき、ＲＫＢ毎日放送のテレビ番組として制作することになりました。ですから、当日は会場にテレビカメラが数台入り、ライティングも完璧です。朗読会は想像通りのすばらしいものになりました。手元にその時の録画ビデオがありますが、二〇〇四年十二月に亡くなられた、石垣りんさんが朗読された「表札」には今でも鳥肌が立ちます。生活していくことの静かな覚悟が書かれているのです。会の冒頭、谷川さんと川崎さんが開催までの経過を簡単にお話になりました。丸山さんはどこ、と探されましたが、ここは詩人だけの世界にしたかったので、僕は舞台には上がりませんでした。どんなふうに始める、と川崎さんが尋ねられたので、「ぬれーっ」と始めましょうと答えていたところ、「では、ぬれーっとはじめます」と朗読会「詩・二〇〇〇・博多」ははじまりました。妙な開催の挨拶とか極力排除したかったのです。二時間少しでしたが、至福の時間となりました。現代詩は滅びたとか、時代に取り残されているとよく聞きます。これは全て作詩する側と評論家からの言葉です。翌日の朝日新聞で僕はこうコメントしています。長く話したのですが短くこんなに書かれていました。「商業ベースの興行で中高年が楽しめるものは限られています。中高年に限らず本当の文化に飢えている層が確かにいます」。僕たちの身近に芸術は常に寄り添っていなくてはなりません。僕たちも常に芸術に寄り添っていなくては、どこかで折れてしまいます。詩は読み手の立場で言うならば、これからも書き続けられなくてはなりません。

米国産のキンドルという電子ブックを愛用していますが、情報だけの伝達ならば、本の形体を必要としないと思います。それなりに発展していくでしょう。でも、寄り添うものとしての本はこれからも間違いなく必要です。同じように寄り添うものとして詩も書き続けられ読み続けられると思います。

その夜、当時まだあったホテルの地下のカラオケルームで打ち上げをしました。川崎さんは「もしもピアノを弾けたなら」、谷川さんの作詩した鉄腕アトムの歌、「空をこえて　ラララ星のかなた　ゆくぞ　アトム……」を出演者全員で合唱しました。

# Ⅳ

# 炭鉱の島

池島炭鉱は西彼杵半島の沖合約七キロメートルに位置する小さな島の炭鉱です。海底に深く深く掘り進んだ炭鉱です。二〇〇一年に閉山になるまで、炭質が良かったので国内で最後まで生き残っていました。大学の内科に入局して三年目でした。その頃、医局からの派遣で、池島炭鉱の内科に一ヶ月交代の勤務を受け持つことになっていました。給料が破格で独身者は喜んで行くのです。僕も例外ではありません。たぶん二月の末に行って三月末に帰ったと記憶しています。ちょうど今頃のことです。高速道路も開通しておらず、一般道を数時間かけて西彼杵半島大瀬戸町まで行きました。そこから船に乗り池島に渡ります。フェリーはあるのですが運行本数が少なく、波止場に自分の車を置いて荷物だけ持って船に乗ることになります。面白いのは定期就航の船の到着の十分ぐらい前に海賊船と称する正体不明の老朽船ですが、やたら速度の速いのがやって来るのです。島民はどちらかというと海賊船に乗っているようでした。船賃が安いのでしょう。南極の宗谷基地まで行ったという船も佐世保と池島の間に航行していました。ともかく時刻表にも乗っていない海賊船で僕は池島に渡りました。

周囲約四キロメートルの炭鉱からのみ成り立つ小さな島です。社員のためにスーパーマーケットもあり大概のものはそろいました。まず事務所を訪ねて病院に案内されると、ちょうど同じ日に佐世保からきたN大学の整形外科の先生と一緒になりました。どちらも初めての池島です。それなのに病院の先生方の第一声は「あんたら麻雀する」です。僕はあいにく麻雀はやりません。N大学からのその先生は到着するやいなや鞄を横に置き、コタツに入り、面子となって丸一日ポン、チー、ツモとやっていました。

到着した日の夜、病院の職員が風呂の沸かし方を教えに宿舎にやってきました。鉄筋コンクリートの五階建ての一階にある僕の宿舎は３ＬＤＫの立派なものですが、なにせ一人、広すぎて寒くて仕方がありません。風呂はおもしろいのです。先に水を風呂桶に半分くらい溜めておきます。炭鉱からの蒸気配管の出口が水に十分浸かっているのを確認してコックをひねると、十数秒で熱すぎるくらいのみごとな湯加減の風呂になります。子供にはちょっと危ないなと思いましたが、炭鉱の風呂はほとんどこうなっていると聞きました。蒸気瞬間湯沸かし風呂。

次の日から勤務です。勤務と言っても内科、外科、産婦人科、小児科、整形外科と医師だけは揃っているのですが、ほとんど患者はいません。一日五、六名です。見るからに新米の内科医を敬遠して本土の病院を受診していた可能性も高いのです。することがないので、たいがい昼間は二班に分かれます。麻雀班と卓球班。僕は卓球班でした。夜は週に何回か当直日があります。当直している時に小さな落盤事故で、二人が深夜に受診してきました。一人は足のけが、五針ほど縫合しました。一人は下唇を真っ二つに切っています。どちらもたいした傷ではないのに、五、六人が一緒に、深い海底の坑内から何十分もの時間をかけて上がってきます。仲間意識が強いのです。皆、坑内用の頑丈な靴を履き、ライトの付いたヘルメットをかぶり、炭のついた顔に白い歯が目立ちます。彼らが覗き込む中での治療で緊張します。その頃はまだローテーションがなく内科の研修しか受けていませんので、普通の皮膚はともかく柔らかい唇を縫ったことはありません。止血のためと、ともかく縫っておきました。この方、次の日に外科で縫い直しをされたそうです。そんなこんなで未熟な医師の退屈な日々は過ぎていきます。

炭鉱は完全な縦社会で、正社員は一番安全なところを受け持ち、下請け、孫請け、そのまたひ孫請けとどんどん危険な作業を受け持つようになっていると聞きました。ひ孫請けくらいの会社の入職時の健診をやらされましたが、皆さん働けるような感じではありません。しかし、本人たちはここで働かないと生活できないと訴えます。難聴の強い人、視力の弱い方、中には少し麻痺のある方もいらっしゃいました。町中では飲み屋にもランク付けがあり、正社員が行く飲み屋、孫請けの行く飲み屋、それぞれ違うところにありました。ちょうど同じ頃この島に来ていた、今は隣町で立派に開業なさっているT先生は、酔っぱらって行ってはいけない飲み屋についい顔を出してしまい、いきなり灰皿が飛んで来て、やっとの思いで宿舎のある高台まで海岸際からもどってきたそうです。その時、なぜか分かりませんが、彼はズボンをどこかに置き忘れ、風が強く寒い真夜中に懐中電灯を照らして、同時期に来ていた小児科のM先生と二人で彼のズボンを探しに行きました。側溝に脱ぎ捨てられていたズボンを見つけたのは僕です。

退屈な日が続きます。広い宿舎で便利な風呂はついているのですが、ヒューヒューと海風が侘しく聞こえ、時に小雪の降る季節です。一人ではとても寂しいのでつい一ヶ所に集まります。集まる場所はたった一人奥さんを連れて来ていた外科のN先生夫妻のところです。産婦人科のK先生、小児科のM先生、外科のT先生、僕、そして世帯主のN先生夫妻と毎日コタツを囲んで話すしかありません。いつも一緒にいると何でも話せるようになります。実はそのN夫妻、結婚して三年を超すのにまだ子供が出来ないと悩んでいました。ちょうど居合わせた産婦人科のK先生の指導で基礎体温を夫人につけてもらい、池島ベイビーを誕生させるプロジェクトを開始しました。毎日集合して基礎体温表を皆で眺め、ここという日が分かったら早めに退散するのです。

一ヶ月の勤務が終わり、用心深い僕はいただいた給料を鉱業所内の郵便局に貯金して、再び海賊船に乗り家路につきました。小児科のM先生は大学医局から交代医師が予定通り来なかったので、さらに一ヶ月そこで過ごされました。今は立派な小児科の教授です。T先生は近くですので時々お会いしますが、あれ以来ズボンの話をしたことはありません。K先生にはその後お会いしていませんが、Ｎ先生夫妻が子宝を授かったことはとっくにご存知だと思います。

池島炭鉱はすでに閉山しています。同炭鉱のじん肺問題が和解したのはつい最近です。

# 忘れ得ぬ患者Mさん

医師にとって全ての患者さんが忘れ得ぬ方なのでしょうが、これは遠い昔のことです。まだ大学病院での研修二年目の頃でした。原発性肝臓がんの患者Mさんが大学病院に入院されました。その筋では有名な方だそうで、背中一面に堂々として鮮やかな昇り龍の入れ墨があり、居住地の近くの名前を取って○○岳の龍と呼ばれていたことを後で知りました。五木寛之の『青春の門』に出てくるあの山です。正妻とそうでない女性がそれぞれお見舞いに来られるので別の気を使い、病棟ではちょっと有名になっていました。僕はその方をそんな世界で育ったただの荒くれ者だと思っていました。

季節は忘れてしまいましたが、ある夜の八階病棟でのことです。昨今、病院勤務医は大変大変だと言われていますが、その頃も研修医はしっかり鍛えられていました。おまけに完全無給だったのです。月の内十日以上は味気ない二段ベッドでの当直室泊まりで、患者さんから「先生はいつ寝てるんですか」とよく尋ねられたものです。もちろん上手に寝ていましたが。

その夜、外で夕食をすませ九時頃病棟に戻ったらナースステーション(当時は詰め所と呼んでいました)の様子が変です。看護婦達が(まだ一人も男性看護師はいませんでした)集まっています。おまけにこんな時間だというのに主任教授までいるではありませんか。変だなと思って近づいてみると、彼らの真ん中でMさんが椅子に座って何やら説教をたれています。説教にしてはドスの利いた声で、大きなハサミを手に持ってパチンパチンと音を立てながら、何かを言ってます。「あんたらも手術できるやろうけど、わしだって」。ハサミのパチンパチンが静かな夜の病棟に響きます。教授まで側に立ち頭を垂れているではありませんか。何があったのと小声で近くの看護婦に聞くと、Mさんの気に障ることが看護婦との間にあったようで、それから怒りが治まらないそうです。まだ若く結婚もしておらず自分一人で生きていると思っていた僕は、Mさんをたしなめてしまったのです。何と言ったか正確には覚えていませんが、強い口調で「何を言ってるのですか、ここにいる皆があなたの病気を治そうと懸命にやっているのに、病院では病院のルールに従ってもらわなくては困ります。病院では全ては医師に従ってもらわなくては……云々」てなことを無鉄砲にも言ってしまったのです。教授は横で相変わらずぺこぺこしています。Mさんは「よし分かった」と病室に戻り、この夜のことはこれで終わっていました。

当時ごく初期の小さな肝臓がんの診断技術はまだ確立しておらず、治療でも今のように経皮的エタノール注入療法やラジオ波やマイクロウェーブを使った治療もはじまっていませんでした。ほとんどが進行したものでした。先輩の先生方と話し合い、進行したMさんのがんに対して最適と判断して、腹腔動脈への選択的血管造影と同時に抗がん剤の局所注入を実施しました。効果が現われ、がんは縮小し病状が落ち着き帰宅されたMさんでしたが、数ヶ月後、症状悪化のため再入院されました。その時、なんと主治医に僕を指名されたのです。先輩医師も面倒そうな患者さんなので遠慮されます。結局僕が主治医になりました。僕はMさんに気に入られたようです。Mさんは入院生活の中で何かと言えばすぐお札をばらまく人でした。よほど現金収入があるらしく、僕にも十万くらいを何度も持ってこられました。でも、これは受け取ることは出来ません。若いなりにも受け取っていいものと受け取るべきでないものは分かっていたつもりです。しかし、どうしてもと何度も言われますので、じゃあMさん、研究室に顕微鏡が不足していますので寄付してくださいとお願いしました。

当時大学病院では毎年のように組合の激しい運動が続いていました。Mさんが入院している時、病院開設以来初めてだったそうですが、医師と管理職以外のすべての組合員が全面ストライキに入りました。給食のお世話から検査室までの案内等すべてを、管理職の職員と医師とでやらなくてはなりませんでした。

その日はかなり強い雨が降っていました。大学病院の放射性物質を取り扱うセンターは安全管理上別棟にあり、肝臓の画像診断の一つ放射性物質によるシンチグラムの撮影のため、車椅子のMさんを僕が離れたセンターに連れて行くことになりました。渡り廊下は途中で途切れており、どうしても雨に濡れます。格段の優しさでもなく普通のこととして僕は患者さんであるMさんのために傘をさし、Mさんが濡れないようにして車椅子を押していました。その代わり僕はずぶ濡れです。その時です。突然Mさんが号泣されたのです。何故なのかさっぱり分かりません。そのまま車椅子を押していると、「こんなに親切にしてもらったことはない」とおっしゃるのです。検査を終わって病室に戻り、ちょっと間があってMさんはこんなことを言われました。日本名を名乗っておられますが、カルテの本名で実は在日の方であることは前から知っていました。「自分は若い頃日本に来て炭坑で働いた。今は事業が成功したが、これまでの何十年間、真から人に優しくしてもらったことは無かった」。それからしばらくMさんの長い個人史を聞くことになったのです。

Mさんはまた退院されましたが、しばらくして断食道場に可能性を託し、そこで亡くなられたと聞きました。

「先生、母親が済州島に一人でいるので死ぬ前に一度島に帰りたい。墓参りもしたい。一緒に行ってくれんですか」。断食道場に入る前、電話でそう依頼されました。末期肝臓がんでとてもそのような状態でないことを知っていましたので、「行きましょう」と嘘をついてしまったことを、今も申し訳なく思っています。

# 固くなった八つ橋

今届いた郵便物の中に、日本リハビリテーション医学会の専門医合格通知が入っていました。頑張って勉強したのですが試験は難しく、来年再受験間違いなしと思っていたので素直に嬉しい気持ちです。勉強と言えば、昭和五十年に久留米大学医学部を卒業した僕は一年間大学で卒後研修を行い、その後福岡県立朝倉病院（現朝倉医師会病院）に勤務していました。一年を待たず主任教授谷川久一先生から戻ってこいと言われ、そのまま大学の研究室に入りました。それからは昼間病棟での臨床、夕方から実験という生活を送り、先輩の安倍弘彦先生、江畑浩之先生に教えていただきながら、動物実験センターに日に何回も通って、「四塩化炭素投与家兎モデルにおける実験的急性肝不全時の凝血学的検討」をまとめ、日本消化器病学会雑誌に原著論文として掲載されました。両先生には本当にお世話になりました。自慢させていただくと、卒後三年でこの雑誌に原著論文が載るのは当時そんなに多くはありませんでした。

その後、胆汁酸の代謝、そして肝性脳症に興味のあった僕は、久留米大学の中にあったガスクロマト・マススペクトロメトリー（GC－MS）による質量分析の手法を用いた研究を開始しました。その時にもいろいろな方々にお世話になりました。当時、東京大学医学部の生化学の助教授背山先生には、安定同位元素ラベルの胆汁酸を分けていただきに何度か研究室を訪ねました。東京大学での研究生活の凄まじさもお聞きしました。

また、確か東京農工大学の教授をしておられた遠藤章先生が、HMG－CoA還元酵素の阻害剤について先端的研究をされていたことを知り、厚かましくも電話して実験のために少量お譲り願いたいと申し込んだこともありました。このHMG－CoA還元酵素の阻害剤というのが、今をときめく高コレステロール血症の治療剤スタチンのことです。今や全世界で多くの患者さんが治療剤として服用しています。胆汁の三成分の一つである胆汁酸も元をただせばコレステロールにたどり着きます。肝臓でのコレステロール合成の律速酵素がHMG－CoA還元酵素です。残念ながら父親の病気入院などが重なりこの実験は中断してしまいましたが、今考えても興味深いところです。その遠藤先生が九月二十二日の新聞でスタチン発見により米国ラスカー賞を受賞されたと書かれていました。ラスカー賞はノーベル賞に並ぶ世界最高の医学賞です。現在先生の年齢は七十四歳と書いてあります。僕が電話したのは一九七八年だったと思いますから、先生は当時四十四歳、まさに若輩者の僕は二十八か九。先生は覚えておられるはずもありませんが僕にとっては大切な思い出の電話です。

先生が受賞を祝う新聞の取材に答えられてこう話されています。「お金や地位より何か一つ、生きた証を残したい。みんなそうでしょう?」

短い期間でしたが、お付き合いいただいた基礎医学の先生方には教えられることばかりでした。ある日のことです。GC―MS室のボス松本勇先生が熱コンロの上で何やらやっています。固くなった八つ橋を丁寧に焼いているのです。「まだ大丈夫」とボソボソ独り言です。誰かの京都からの土産だったのでしょう、研究室の冷蔵庫で固くなって残っていたのです。そして、研究室のスタッフ五、六名と、古いけれども焼き直した京都の名菓八つ橋でお茶の時間です。今で言う製薬会社のMRさん方に囲まれて、なんの力もない弱冠二十代で、先生、先生とちやほやされながら臨床も兼ねて仕事をしていた僕は、その時にこれまでとは違う新鮮な何かを感じました。

あれから三十年。無為惰性でやってきた僕ですが、ラスカー賞を受賞された遠藤先生には小さい声でおめでとうございますと言いました。もちろん新聞記事の写真に向かってです。

# 膀胱がん

高血圧と高脂血症、糖尿病の典型的な生活習慣病の患者さんが二週間か四週間に一度受診されます。一年くらい前に久留米の泌尿器科クリニックで膀胱がんと診断され治療を受けたことがあり、僕のところに診察に来るようになったのはその後からです。「膀胱はもう治療済みで時々診察に来ればよいと泌尿器科の先生に言われた」、でしたし、膀胱がんは病理学的には悪性でも比較的に経過がよく臨床的良性腫瘍と言われるぐらいですから、それ以外を診ていました。がんは泌尿器科にお任せしていました。

二ヶ月ぐらい前から本人の表情が優れません。糖尿病の経過を見るヘモグロビンA1cや血圧、一般の血液生化学の値もまずまずです。コレステロールを下げる薬、スタチンの副作用も出ていません。「ところで膀胱の方の症状はどんなですか」と尋ねたところ「膀胱はもうよか、何もせんでよか」との答えです。「定期的に診察に行ってるんでしょ」、「もう行かん」。行かんの語調が強かったのですが、この時は、「ちゃんと泌尿器科の診察を受けて下さいね」で終わりました。次の診察の時も同じような会話となりました。長めに膀胱がんについて説明したのですが、「膀胱はよか」とおっしゃいます。

一昨日も定期診察日でした。高血圧と高脂血症、糖尿病についての定石通りの検査をしましたが、今回もまずまずの経過です。少し雑談しました。「ところで」、僕は切り出しました。「本当はおしっこの症状があるのじゃないの」、患者さんは答えます。「血尿は出てないけど妙な臭いがする」。妙な臭いについて理由は知りませんが、明らかに本人は下腹部の何らかの異変を自覚しているようです。「もう一度泌尿器科に行かれませんか」。しばし沈黙です。医者になって三十年になりますから勘だけは少し働きます。「農家でしたよね、農業って大変なんでしょう」、「家にはどなたがいるの」、「野菜、米、何を作っているの」。そんな会話を続けていたら、「これ以上金を使うたら、うちんとに残すもんがなかごとなる。ばあちゃんもまだおるし」、「自分が死んだ後に残った者は食うていかなならんもん」……。やっぱりです。

こんなことがこの数年多くなってきました。

もっと早くから上手な介入が出来なかったものかと反省させられました。

「やっぱりねぇ。昔と違って病気になると医療費もかかるし、それ以外のお金がいるもんね。それに収入も減るしね」、「いい方法がないか医療ソーシャルワーカーと一緒に考えてみましょうね」

この日は焦らずこれで終わりです。

病気をすると家族に、社会に、迷惑をかけてしまうと考える方が増えています。病気の発症には本人ではどうしようもない遺伝的素因や、家庭環境、仕事の内容、そして思いがけない精神的なストレスなどが関係しています。生活習慣病の予防の観点から、飲酒、喫煙、肥満などにコミュニティー全体で取り組む必要があるのは理解しますが、やり方に関しては十分注意する必要があります。その主たる理由が医療財源の不足、一点だからです。病気になったことを引け目に思い、ましてや病気を治療することにも遠慮しなくてはならぬように社会がおおらかさを無くせば、なおさら疾病が増えるのではないかと危惧します。悪循環に陥るのではないかと思うのです。個人史がどのように影響していようと一旦病気になれば、標準レベルの治療は皆が安心して受けられなくてはならないのです。

# 季節外れのお年玉

八十歳を少し過ぎた女性の患者さんの話です。四週に一回、つまり二十八日分の処方で定期的に診察をしている脳梗塞後遺症をお持ちの患者さんなのですが、身体的後遺症はさほど強くなく、一本杖か押し車での歩行が可能で、介護保険上の介護度は高くありません。認知症にも気付きませんでした。薬は降圧剤二種類と脳梗塞再発防止のアスピリンのみです。先週の水曜日にも診察に見えました。

他の患者さんを待合室に一時間近くも待たせていても無駄話の多い僕は、いつものように診察が終ってもその方と世間話をしていました。ごく軽度の言語障害があるのを気にされて積極的に声を出して話そうとはされませんが、僕との会話を結構楽しんでおられます。診察室から出ようとして看護婦の手助けで診察椅子から立ち上がった時です。お年玉用の小さなのし袋を手提げ袋の中から急いで引っぱり出して僕に手渡そうとされます。もちろん、病院では一切金品はいただかないことに決めていますので、三回は看護婦と一緒にお断りしました。看護婦が患者さんの手提げ袋に戻そうとしてもまた出されます。

仕方ない、「ありがとうございました」と言ってお受け取りしました。どうしても断れずいただいたものは、僕と事務長との連名でお金であれば使用目的を書き添えて礼状を出すことにしています。職員が勝手にお金をいただくことはルール違反で厳罰です。ただし、おまんじゅうや自宅で取れたみかんや、田舎ですからトマトや冬瓜やオクラやキュウリ、竹の子の煮物、つくしの和え物、それはいただいてもよいことにしています。蛇足ですが、農家でできた自宅用の野菜は大変おいしいのです。

患者さんはこちらが「ありがとうございました」と受け取ったため、安心顔で診察室から杖をつきながら出て行かれました。次の患者さんが待っているのでそのままにして、のし袋は机の横に置いておきました。やっと午前中の外来が終わって、看護婦と一緒にそのお年玉用の小さなのし袋の中身を見たのですが、空です。空気以外何も入っていません。窓の光にかざしても何も入っていません。看護婦と目を合わせて思わず吹き出してしまいました。でも、この方の気持ちだけはたくさんいただきました。お金が入っているより妙にいい気分です。「次の診察の時には認知症の簡易検査、長谷川スケールをしなくちゃね」と看護婦と話しました。

もう夏になろうとしているのに、季節外れのお年玉です。

# 尿管結石

昨年の十一月三十日から右の側腹部から背部にかけての痛みを感じるようになりました。昭和五十六年の二月一日(あまり痛かったので忘れません)にも同じような痛みがあり尿管結石でしたので、今回もすぐ尿と腹部超音波、CTの検査をしました。案の定、右腎は拡大して尿管も途中まで拡張し、境目には結石と思われる所見がありました。こうなったら腹をくくって自然排出を待つしかありません。意地悪な石なのです、夕方まではほとんど痛みを感じないのに、夜の十時頃ごろからきまってほぼ毎日痛みが強くなります。

二週間くらいして軽快したので知らないうちに出たのかなと思っていたら、数日してまた強い痛みが始まりました。夜、ベッドに横になる頃から増強して体の置き場が無い程になり、睡眠不足が続きました。腎盂尿管造影をやったところ、石はまだ膀胱の入り口手前で止まっています。あと一歩です。水分を多く取り体を上下に動かしたりして頑張ることまた一週間後、十二月二十五日、クリスマスにマッチ棒の先の半分くらいの石がやっと出たのです。サンタクロースからの中年男へのありがたい贈り物です。

宝石のような美しい石を期待していましたが、人に踏み荒らされた鍾乳洞の色をして、金平糖のように小さな凹凸のある、それもいびつな形でがっかりです。毎日排尿するとき石を捕まえようと添えてきた金属性の紅茶こしが上手にキャッチしてくれました。分析の結果はシュウ酸カルシウム結石。ビタミンCの飲みすぎだったのかもしれません。石の排出と同時に嘘のように痛みは消失し、幸いにも年越しはせず気持ちよい元旦を迎えることが出来ました。

もちろん、紅茶こしは相方が燃えないゴミに出しました。

自分がその病気を経験すると同じ病気の患者さんへの接し方がとたんに変わります。だからと言って、いろんな病気を全部引き受けては身が持ちません。反対に自分が全く想像できない症状には概して医者は冷たいものです。若い医師と、経験を積んだ医師にはそれほど知識や技術の差は無いのかも知れません。でも、病気にかぎらず例えば親を亡くすとか、家族が介護を必要としているとか、身内が手術をしたとか、患者側としての経験の多さは案外大切だと思います。生来気の長くない僕は、これまでしばしば患者さんに不快な思いをさせたはずです。医師と患者の関係性の中ですから、はっきりとはおっしゃいませんが、間違いないと思います。医師のパターナリズムから共感性へと口で言うのは簡単なこと、頭で考えるのも簡単なことですが、一貫して同じ調子で患者さんと向かい合うことは実際には大変難しいことです。

医師も何かの理由で少し弱気になっている時が一番よいのです。ですから、尿管結石が出たばかりの今の僕はお薦めです。忘れた頃にやって来る結石の発作も、ありがたいと思わねばなりません。

# 氷三つ

今は独立行政法人になった旧公団の四ヶ所の事業所の産業医を二十年近く続けています。水系の管理が法人の主たる業務です。毎月必ず一度は保健師同伴で各事業所を訪問します。今日も筑後川べりにある事業所まで、片道三十分ちょっとかけて行って来ました。独法は非難の的ですが、中央の状況はともかく地方の事業所は、少なくとも僕の知っている事業所は、しばしば残業が続き、大雨が降れば徹夜、渇水時にも徹夜と普通の会社以上によくやっています。現場の第一線の職員はどこも同じではないでしょうか。

まさに真夏日、汗をかきながらやっと到着し、健診道具の入った大きな鞄は若い保健師さんに持ってもらい、二階まで階段を上ります。一番奥の突き当たりの部屋がいつもの医療相談の場所です。中に入り腰掛けて「今日は特別暑いなあ」と言いながら待っていると、係の若い女性がお茶を運んで来てくれました。いつもはホットコーヒーですが今日はガラスのコップに麦茶、中に氷が三個入っています。いただきながら考えました。この女性は暑い中やってきた我々に少しでも快適になってもらおうと氷を入れてくれたのだろうな。いや、そうじゃなくて、たまたま冷えた麦茶がなかったのかな。どうしようか、ここで「今日は氷が入っているね、ありがとう」と言う方がいいのか、言わない方がいいのか。言ったら次からもお茶を出す度に彼女に気を使わせるかなあ。そんなどうでもいいことを考えながら職員の健診に入りました。血圧を測定し、最近職場や家庭生活で変わった事がないかどうか、医療面でセカンドオピニオンが必要なことはないのか、ありきたりの生活習慣病対策を交えながら希望者全員と面談することにしています。最近は独法に限らずどういう事業所でもメンタルヘルスケアが必要になっていることを痛感します。それが終わると先程の女性が、私で今日は最後ですとやってきて終了です。

僕はその女性に「ありがとう」としか言いませんでした。子供が成人を迎えるぐらいの年になると、こういう気配り、たった三個の氷の気配りをありがたいと思います。本当に嬉しく思うのです。

街歩きをしている時、すれ違いざまぶつかりそうになっても平気で行ってしまう若者の多さが気になって仕方ありません。ぶつかっても無言です。前からやって来るのが杖をついたお年寄りでも、道を譲ろうとしない若者を何度も見たことがあります。ホテルやデパートで、中に入ろうとドアを開けたとたん、ちょっとの隙間から若者が待たずにぞろぞろ出て来ることもしょっちゅうです。ありがとうも、お先にも、会釈も、目での静かな感謝も、何もありません。

言葉に出さない感謝の気持ちなど通じるはずもない世間になってきました。診察室にガムをかみながら入る患者や、自動販売機で買ったコーヒーを飲みながら入る患者もいます。携帯電話に診察途中で出るのは当たり前です。注意すべきなのですが、最近それも煩わしくなりました。口に出さない優しさと感謝が空気のように僕たちの回りにあった時代は遠い昔になったのでしょうか。

一ヶ月後にこの川べりの事業所をまた訪れます。どんなお茶が出てくるのか楽しみです。

# 二月、空は晴れ

この仕事をしていると、患者さんに教えられることがしょっちゅうです。在宅で最期を迎えることを選択された場合には、それを最優先にサポートすることにしています。医師、看護師、医療ソーシャルワーカー等からなるターミナルケアチームを組織して対応します。最近ある方の最期に関わりました。もちろん反省はたくさんあります。六十五歳のその夫人は大学病院で胆道がんと診断されましたが、手術不能の末期状態で、家族はホスピスへの入院と在宅でのケアのどちらにするかで悩まれ、結局できるだけ自宅で一緒にいたいと私どもの在宅ケアチームがお世話をすることになりました。

困ったことに、本人は末期がんであることを知らされておらず、どんなに取り繕おうとも根本的なところでうそをつかねばならないため、家族や私どもに不信感を持つばかりでした。肉体的な苦痛もさることながら、精神的な迷宮に入っていらっしゃったのです。このままでいいのだろうか。家族と何度も話して、「告知」を決めました。医師と患者二人きりの部屋でゆっくりとお話しました。告知の後、悲観のためか、うそを続けていた周囲の者に対する恨みか、心は固く閉ざされてしまいました。

一週間くらいしてやっと少しずつ心を開かれ、受け入れが始まりました。家族、近所の人々、友人達、サポート役としての私どものプロジェクトが始まりました。真ん中には、残された日々をせいいっぱい生きようと覚悟を決めきらきらと輝く本人がいらっしゃったのです。とは言っても疼痛や感染による高熱、腹水には専門的な対応を必要とします。大切な日々は数ヶ月続きました。苦しくてもおだやかな日々でした。

亡くなる数日前のことです。不規則な呼吸と途切れそうな意識の中でこう詠まれました。「二十一世紀窓辺のひかり暖かく　がんと向き合う我に応援ありがとう」。四日後、二月、まさに晴れの日、ケアチームもせいいっぱい泣きました。

実は、こんなケースはまれなのです。経済的な余裕、夜間も介護が可能かどうかの家族の状況、そして家の間取りも大切です。本人にとって理想的なターミナルケアでも、家族のどなたかへの集中した犠牲があってはなりません。いろんなことがそろってはじめて可能になります。涙いっぱいのケアを経験するたびに、そうできない方々のことを考えてしまいます。

# 里山にて

天気予報では梅雨は明けたのですがきびしい夏になるそうです。看護婦を連れて僕はいつもの時間に往診に出ます。もっとも最近は往診と言わず訪問診療と言わなくてはなりません。看護師だけで行くのが訪問看護、医師が行くのが訪問診療、ヘルパーが行くのは訪問介護となります。ちなみに緊急で行くのが往診です。面倒くさい世の中になりました。

当院から北東の方向に五、六分車で行くと、花立山、城の山と二つの名前を持つ高さ一三〇メートルの前方後円墳の形をした小さな里山があります。訪問先はその麓に住むともに八十歳を超えた老夫婦で、周囲を田畑に囲まれた昔からの農家です。苔の生えた土間に入って「丸山病院でーす」と体格の良い看護婦が大声で呼ぶと、ご主人がいろんなものにつかまりながらゆっくりと出て来られます。梁の巣はそのままに残っていますがツバメが飛んでいるのは一度も見たことがありません。老夫人は私たちを見るとなぜでしょうか必ず一度奥に引き返されます。

化粧をしている風でもなく、しばらく間を置いてやおら出直してこられます。その間私たちは土間で待ちます。やっとの思いでご主人が閉めていた窓を開けると、外の風が心地よく通り抜けます。ひんやりして少しじめっとした土間を抜ける外気は、子供の頃よく母に連れられ遊びに行った甘木の親戚のおばあちゃんの竈のあった家を思い出させます。なつかしいものです。

老夫婦は上場会社の役員をしている息子さんが自慢です。そのうち地元に帰って来るという息子さんの言葉を信じてがんばっているのです。二人だけでは風呂にも入れません。夫人のいつもの尿臭に看護婦と黙って目を合わせます。下着には茶葉やご飯粒がいつもくっ付いています。黒いサファイアの目をした飼い猫だけが眼光するどくじっとこちらを見ています。介護保険でヘルパーの手を借りたらどうかと言っても、息子が帰って来るまでのことだからまだいいとおっしゃいます。型どおりの診察が終わり外に出たところで、「せめて誰か掃除と洗濯にでも来てくれないのですかねえ」と看護婦は毎回同じことをつぶやきます。僕には答えがありません。

荒れた敷地内の草ぼうぼうの道の脇で無花果が不似合いにりっぱな実をつけています。二つだけそっと拝借。そう、近くの里山で小学生が同級生を刺して事件になったのは数年前のことでした。

# 業の深さ

日本経済新聞（六月十八日朝刊）で南木佳士さんの「大人呑み」というエッセイを読みました。いつもながらの筆致です。

「こういう業の深い作業に慣れていく自分に違和感を覚えていた」。この一行に僕は止まってしまいました。南木さんは作家で医師です。信州の病院に勤務されています。彼の下で数年間研修医として働いていた、そして実に優秀であった女医さんが臨床医の道を捨てることを決断した時の言葉なのです。

確かに医師の仕事には業の深さがあります。自分が決定した医療行為についてはいつも反芻しておかねばなりません。卒後数年しか経っていない若い医師が数倍の量の人生を生きてこられた方にがんの告知をすることもありますし、機械的延命に対しても何らかのリーダーシップを持って、そこにリビングウィルがあろうとなかろうと、家族と共に結論を出していかねばならぬ重い役割があります。リスクの高い手術の術前術後の説明についても同様です。もっとも最近ではリスクを示す数字の羅列だけの事務的な説明が多いようですし、告知をする大病院の若い医師の言葉の無神経さも耳にします。

一応ですが、臨床医として三十年になります。年間少なくとも十人以上の方の臨終に立ち会ってきました。つまり、これまで数百人の臨終を医師として宣告したことになります。考えてみれば恐ろしいことです。やはり、業の深い仕事です。

もちろん、その科にはその科にしか分からない苦労そして業があるはずですが、出産に立ち会う産科医が聞く産声や、子供たちの泣き声がいっぱいの小児科の待合室、そして人の死にあまり縁のない眼科や皮膚科などの専門医をうらやましく思ったことが何度もありました。

少なくともこういう意味で、僕にとって医業から全く離れた時間は大切なものです。本に囲まれて過ごしたい、俳句も勉強したい、医師の業と経営者としての苦から離れる日をこのまま受身で待っていようかどうしようか、あえて前倒しで決断するのか、存外その時は近いような気もしています。

医学部を選んだ息子にはこう言うでしょう。「君が将来選ぶ仕事にも多かれ少なかれ何らかの業があるに違いない。その時に違和感を持つこともあるだろう。それはあたり前のことだ」

一度強い違和に取り付かれると、それは年とともに重質になります。南木さんのところの若い女医さん、今どうしているのでしょうか。

# V

# 牛のよだれ

学会の専門医の更新のために京都に行きました。医系議員を応援しなくてはならない参議院選も近いので日帰りです。専門医研修の出席証明をもらわねばならず、もったいない旅ですが仕方ありません。専門医をいくつか取得していますが、講義を聴こうにも参加者が多くて会場に入れない時もあります。会員医師の生涯学習のためとの趣旨は正しいのですが、参加費、更新料などで学会の懐が豊かになるのが本当の目的ではないのかと疑ってしまう会もあります。日本人は制度を作るのはじょうずですが、実効ある運用は苦手です。

今回の会場は何度行っても不便な所だと思う周りになにもない京都国際会館です。この会館の建築は造形的には京都の趣きも感じられますが、コンクリート打ちっぱなしは寒々として好きではありません。居心地が悪いのです。

出張の時はいつも小さな歩数計を持って行くことにしています。普通の勤務でももっとも少ない時はたった四、五百歩ですが、東京出張の時は地下鉄を使った移動などですぐ一万五千歩、多い時は二万歩を超えます。だから出張は僕の健康のバロメーターになっています。電車の乗り降りの階段での息切れや下肢の筋肉疲労を運動不足の時はてきめんに自覚します。腰痛もそうです。

更新のためのいくつかの講義を受け昼食です。学会会場での昼食付きのセミナーに出ることもありますが、今回は久方ぶりの京都なので、歩かねばと外に出ることにしました。地下鉄烏丸線で四条駅まで戻り、四条通を東に祇園の方に進むと四条大橋に出ます。右角に南座を見てそのまま進んで、大和大路通を北へ上がります。ちょっと歩くと左側に祇園郵便局、その横の路地を入ったところに目的の店があります。もともと京都には鰻の寝床みたいな町屋が多いのですが、この長い町屋の中間にドアを作って店を開いたような妙な作りです。この店ははじめての人はなかなか探しきれないと思います。その存在すら分かりません。店の名は「かね正」。創業百五十年の、相変わらず狭い店の入って左の隅で四代目の主人が鰻を焼いています。鰻の寝床ではなく本当の鰻屋です。カウンターがわずか六席、他には小さなテーブルが三つだけ。

この日は猛暑でした。盆地の京都の夏はしのげるものではありません。負けるものかと自然と鰻が食べたくなったのです。食べたのは「お茶漬鰻」です。通はカウンターに座るなり「お茶漬け」と言うだけで、それは「お茶漬鰻」なのだそうです。働いているのは四代目のおやじと若い男女の三人だけです。皆それぞれの仕事を寡黙に手際よくこなしています。おやじの目は店全体に届いています。面白いのは若い男の方が多少しぐさが女性的なことです。おやまっぽいだけに食べ方の説明は手指を大げさに動かしながらやけに丁寧です。お茶漬けの話に戻します。おやまっぽいけど、きっと心根の優しい彼が「お茶漬鰻」を運んできました。鰻を白焼きして佃煮状に炊き込んでご飯の上に四、五切れのせ、それに三つ葉が付いたシンプルなものなのですが、これがうまいのです。薬味に三つ葉の茎を刻んだものとわさび、山椒が付きますがお好みです。僕は三つ葉と山椒を振りかけます。酒の後には格別なんだろうな、飲みたいな。えぃ、「生ビール一杯」。ウォーキングで消費したカロリーも台無しです。値段は味噌汁とお新香付きで千八百円也。女性に人気なのは「きんし丼」です。鰻丼の上にたっぷりすぎる錦糸玉子がのったものです。ところで、関西では鰻は腹開き、関東では背開きと言いますが、この「かね正」はなぜか背開きだそうです。

神社仏閣、お庭巡りもいいのですが、京都には昔から牛のよだれと言われるように気長に商売を続けている店がたくさんあります。でも、最近は祇園、先斗町界隈もアダルト系の店が混じり風情も年々無くなっています。三十年前に京料理の名店と言われにぎわっていた店に再び行ったところ、代替わりとともに掃除も行き届かない寂れた店になっていたこともありました。残念なことです。

満腹になって歩いている時、「高瀬舟」の場面を思い出しました。島送りになる罪人喜助を船で送っていく途中、同心はいつもの罪人とは違い穏やかで笑みさえ浮かべ、むしろ楽しそうにも見えることを不思議に思います。遠島になる時罪人はお上から二百文をいただくことになっています。同心が喜助からよくよく話を聞いてみると、生まれてこのかた二百文という金を手にしたことはなかったのです。おまけに、自死をはかった重病の弟が死に切れず懇願するため刺さった刀を抜いてやったら、死んでしまったのが罪の真実のようです。喜助にとって遠島はこれまでの生活に比べると決して悲しいことではないと言うのです。無知と貧乏と冤罪。同心は涙を流します。

なかなか到達できない知足の心境、貧ずればこそ、そして貧ずる民の不条理。高校生の時、国語の世良先生が熱く「高瀬舟」について語ってくれたことを思い出します。「高瀬舟」を少し思い出しただけでも鰻茶漬の効果があったようです。知足のかけらもない赤ら顔で僕は会場にもどります。

# 摂氏三十七度

　週末を利用してバンコクに行ってきました。中部国際空港セントレア経由でのＪＡＬ便でした。名古屋から昨年開通したばかりのバンコク新国際空港スワンナプーム間は五時間程度の旅です。マイレージ利用の無料の航空券での相方との旅です。やっぱり前席との間隔が狭くエコノミークラス症候群になってはいけないと、循環系に対するポンプ機能を促すため足関節を何度も屈伸させせながらの旅でした。

　バンコクの気温は摂氏三十七度で、空港に降り立ったと同時にむっとする外気が機内に入って来ました。

　昭和五十七年二月二十八日にホテルニューオータニ博多で結婚式をあげ、翌日から行ったパリへの新婚旅行を思い出します。相方も僕も旅行好きで、どちらもいろんな国に行ったことがあり、その油断がいけませんでした。当時はまだ無給医局員ですから当然お金はありません。

と言ってもそこは新婚旅行、精一杯奮発して高めのパックツアーを探したのですが、七日間しか休みが取れないし、これに合うパックツアーは結局一つしかありませんでした。しょうがないこれでいいやと申し込んで送られてきた書類やチケットをろくにチェックしなかったのがいけませんでした。

さあ新婚旅行と、成田空港に行ったところまではよかったのですが、搭乗ゲートに行くと行き先は香港と書いてあります。そうなのです。ルフトハンザ航空の新しい機材ですが、なんと、ヨーロッパに行く北極経由(当時はシベリア越えはありませんでした)ではなく南回りだったのです。僕たちはヨーロッパに行くのは北回りが当たり前と思い込んでいました。結局、香港、バンコク、カラチ、もう一ヶ所どこか中近東、次がアテネで、ようやくフランクフルト国際空港に着きました。着陸するたびに何度も機外に出され、空港ロビーで待たされました。でもともかくヨーロッパには入りました。別便に乗り換えてフランクフルトからパリ、シャルル・ド・ゴール国際空港まで移動して、やっと全行程が終了です。結局どのくらいかかったでしょうか。少なくとも丸一日は飛行機に乗っていたような気がします。

その時のバンコク空港のむっとした感じが同じだったのです。

新婚旅行はつつがなく終わったと言いたいのですが、式の前日まで徹夜に近い仕事をして、おまけに相方は日本髪のカツラが微妙に合わなかったため変な筋肉に力が入ったようで、急性の腰痛症となり、式直後から這って移動しなくてはならぬほどになってしまいました。そのまま看病の一夜を迎えたのでした。翌朝に腰をかばって歩く新妻とホテルを出発したのですが、あらぬ想像をされているのではと恥ずかしかったのを覚えています。あげくのはては予想もしない南回りです。相方の腰はよくなってきましたが、僕はすでに疲労困憊でした。

パリ到着の夜のことです。予約していたルドワイアンという高級なフレンチレストランで食前酒を飲んでいるうちに僕は気分が悪くなってきたのです。日本人は誰もいません。愛想のいいレストランのピアノ弾きが、珍しく日本人が来たので、「上を向いて歩こう」とか「さくらさくら」とかを愛想を振りまき弾いてくれています。僕は気が遠くなっていくばかりです。ここで倒れてはみっともないと、店の人に「気分が悪いのでちょっと別のところで休ませてくれ」と身振り手振りで頼んだら、フランス人の美しい女性マネージャーが僕を別室に連れて行き、ソファーに休めと言います。褐色の液体の入った香水入れのようなミニボトルを鼻に近づけ「嗅げ、嗅げ」とこれも身振り手振りで指示します。映画で見たようなシーンです。嗅いで見ると何と気付け用のブランデーではありませんか。こちらは酔って気分が悪いのかも知れないのに、ブランデーを鼻先に近づけ嗅げと言います。気分は悪くなる一方なのに、その女性フランス語しか通じません。仕方がない、何度か鼻から吸って「メルシー、ボク」。

そこで三十分程横になっていたら大分気分もよくなってきました。新妻を置いてきぼりにしていますので、なんとしても戻ろうと無理をして席に座り直しました。あの過度ににやけたピアノ弾きは、僕がもどるとまた日本の曲を弾き始めました。そして新妻はうまそうに子牛の脳みそか何かを食べているではありませんか、腹の据わった人です。力関係が今のようになることはこの日に決まったのです。数年前写真週刊誌で、中年女性を魅了する流し目の杉良太郎がパリの行きつけのレストランだと、ルドワイアンで食事をしている様子が紹介されていました。

さて、バンコク市内は初めてです。気温摂氏三十七度の中、ラマ九世、つまり、プミポン国王のいらっしゃる王宮、と言ってもとんでもなく大きく燦然と金色に輝く寺院なのです。ここの近くの大きな寺院の巨大な涅槃像、これも金色に輝いていました。この二ヶ所だけは行って来ました。九月の軍事クーデター以降、タイの治安は悪化の一途をたどっています。直前にもタイ南部地方で同時多発の爆弾事件が発生したばかりで、南部には行かない方がということでバンコクのみの観光です。

バンコク内はそう物々しい感じはありませんでしたが、僕達が泊まったホテルが大使館や官庁、大企業のある場所にあったため、タクシーでゲートに入るたびに数人の警備員によって車体の下まで調べられました。でも、大方は落ち着いています。次は街中が大変混雑する四月の水かけ祭りの日が危ないと言われています。物価は日本の三分の一以下。ちなみに四十分タクシーを走らせて百五十バーツぐらいでした。一バーツは三円ちょっとです。タクシーと言えば、ホテルの玄関で乗ったタクシー、出る時にメーターを倒しても(これも後でその理由が分かりましたが、ホテルのドアマンが出発時にメーターを倒せといちいち注意しています)走り始めるとすぐメーターを元に戻します。これはショッピングセンターのタクシー乗り場でも同じことでした。つまり、メーターを下ろさないで値段をふっかけて請求するドライバーが多いのです。最初にホテルから乗ったタクシーはグランドパレス（王宮）までと言うと三百バーツと言います。それも一旦倒しておいたメーターをホテルから通りに出たとたんオフにしてそう言うのです。ピンときましたので、メーターを戻せと二、三回言いましたが知らんふりです。番号の書かれた名前札がありましたから「君の番号はなにがしだね」と言って、メーター、メーターと繰り返し言ったら渋々メーターを倒しました。途中でガソリンも入れないのにガソリンスタンドに寄ったり不審な動きをしながらも結局目的地には運んでくれました。何とそれでもメーターは五十バーツちょっとです。許せませんがどちらにせよ安いし恨みをかいたくありませんので、おまけをして百バーツ払いました。すると初めての笑顔です。善人か悪人かよく分かりません。ちなみに女性は一人ではタクシーには乗らないそうです。

日本へ帰る日、高額でもリムジンを頼めばよかったのですが、普通のタクシーで夜の九時頃飛行場に向かいました。これが臭気漂う日本では見たこともないようなオンボロタクシーで、床に開いた穴から路面が見えます。冷房は効きすぎで運転は荒く、ホテルのドアマンに前もって高速道を走って飛行場までと伝えてもらっていたにもかかわらず、しばらく走ったあげくどこまで行くのかと聞きます。飛行場が二ヶ所あるので新しい国際空港と言ったのですが、返事もなくうまく通じたかどうかもわからぬまま、高速道路には入りません。でもこのドライバー、メーターだけは倒してくれています。一般道路を通ったためタイの人々の生活が垣間見えました。中心部の繁栄とは様変わりのトタン張りの貧しい街並みが長く続きます。極めて深刻な格差社会が永遠に続いているのがこの国なのでしょう。

タイは厳格な階級社会です。自分の階級から抜け出すなんて考えたこともないような人が多いはずです。街中では国王派のレモンイエローのシャツを来ている人の多さがやけに目立ちます。それを着て、王室への敬意を示していると聞きました。日本では考えられませんが、タイの人々ならではの自己防衛の知恵なのかもと考えます。これからこの国はどうなるのでしょうか。

日本は今、自由で競争ある活力社会を目指し始めました。豊かさを一度知った日本人には、タイの人よりもつらい明日があるのではと心配になります。

# 旅にわざわいあり

年末に娘が学んでいるロンドンに行くことにしています。最近は仕事が忙しく海外まではなかなか行くことが出来ず久しぶりです。旅は好きなのですが苦い思い出がたくさんあります。その一つは、飲酒している時や食事中に急に気分が悪くなることが度々あることです。これまでソウルで一度、パリで二度、バンコクで一度経験しています。もちろん、日本でも数回ありました。名古屋の有名な味噌煮込みうどんの店でうどんを食べ始めてしばらくして、身の置き所もないほどの気分不良となり、仕切りのある半個室のところでしばらくの間休ませてもらったこともありました。この時はその味噌煮込みうどん屋の社長さんも一緒で、とんだ失礼になりました。

ソウルでは焼き肉をキムチ、ナムル、そして韓国ビールでおいしくいただいている最中に真っ青になり、案内していただいていた夫妻に大変心配をかけてしまいました。パリでは、富士山のような形に五、六〇センチ積み上げられたクラッシュ氷の上に並べられた牡蠣とムール貝を、さあ食べようと二、三個口にしたところすぐ気分が悪くなり、店の前のバス停のベンチに横になって休んでいたら通行人が集まって来たこともありました。もう一度は新婚旅行の初日に奮発して超高級なフレンチレストランに行った時です。この時は食前酒で調子が悪くなりました。原因はある種の香辛料じゃないかと思っているのですが、酒だけのこともありはっきりしません。

尾籠な話で申し訳ありません。もともと腸が強くないのが母方の系統です。なにしろ伯父は急にもよおして我慢できず、当時の西鉄ライオンズの試合の真最中に平和台球場の最上段の席で、やおら新聞紙を敷いて何食わぬ顔で事を終えたという強者です。血を引いている僕もそちらの方についてはいろんな歴史を持っています。

祖父の家から九州に帰る時です。親戚の車で都心から羽田に向かっている途中、一日首都高速に乗ったのですが、急にもよおしてしまい、あわてて一般道に下りて通りがかりの外務省のトイレを借りようとしました。が、警備が厳重で入りづらい感じだったので芝公園の公衆トイレに駆け込みました。公園の汚れた洋式トイレです。仕方なく靴のまま便器によじ登って用を足そうとした時です。無理な角度で股を開いたものですから、ズボンのお尻の部分がパックリと裂けてしまいました。十センチ以上の割れ目です。おまけにパンツは白色で白黒のコントラストです。飛行機の時間はせまっています。鞄でも隠せません。上着を脱いで何となく後ろの方が隠れるようにごまかしながら福岡空港まで戻りました。

ニューヨークに家族で旅した時のことです。旅行社のパックツアーですから、ケネディー国際空港に着いて、さっそく市内観光です。次はワールドトレードセンターの観光とツインタワーの目前まで来たところで、また急にもよおしてしまいました。結局、丸山一家だけ、そこで別れてタクシーでホテルに向かい僕は用を足したのです。不謹慎なことですが、悲惨な歴史の場所になった貿易センタービルを実感として体験できなかったことを、今でも息子は残念がります。

こんな僕ですが、また旅に行くのです。失敗の旅は決して忘れません。

# 夜明けのハウプトバーンホッフ

僕の旅に災いがある事は前にお話しした事がありますが、こちらから災いを招いた事もあります。当時の西ドイツ、フライブルクで開催された肝臓病の研究者だけの学会での発表を終え、当時ドイツに留学していた後輩の山口先生と旅をすることにしました。来日の折り夫妻を別府まで案内したことのあるチューリッヒ大学の教授で、分析学、毒性学が専門のブランデンバーガー先生が遊びに来いと言われるので、チューリッヒに向かいました。その途中、ミュンヘンに寄りました。ちなみにブランデンバーガー先生はあのネッスルの紅茶版を開発したとか聞いています。

ミュンヘンでは中央駅（ハウプトバーンホッフ）の近くのホテルをとり、観光名所にもなっているビアホールに向かいました。ビアホールの名前はホーフブロイハウス。ミュンヘンと言えばビールと白ソーセージです。ヒットラーが決起したという巨大なビアホールの片隅のテーブルで、日本人二人地元ビールでほろ酔い気分になっている時です。この席空いてますか、とうら若き美しい(酔いのためかもしれません。そう見えました)女性が二人、同じテーブルに座りました。当然会話が弾みます。どこから来たの、ハンブルグから。仕事は何をしてるの、化粧品の仕事。そんな話をしながらジョッキでもう一杯。すると彼女達が別のところに飲みに行こうと言います。独身男二人、魔が差したのがいけませんでした。

ビアホールの外に出てタクシーに乗りイザール川と思しき川を渡り、夜、しかも初めての土地ですから、どこに向かっているのかさっぱり分かりません。ともかく一軒の店に着きました。席につくとすぐ、彼女達はシャンペン飲むかと聞きます。飲む、と言うやいなや、シャンペンを開けること開けること。しまった、ボッタクリだと気付きましたが、ここはミュンヘン、どうしようもありません。腹をくくって踊ったり飲んだり、さんざん遊んでさてお決まりのお勘定です。

やっぱり。当時のマルクの円換算で十数万の請求です。文句を言おうにも、お勘定になったら、むくつけき男が二人裏から出てきました。丸太のような腕に意味の分からぬタトゥー、黙って支払うしかありません。とても手持ちの金では足りません。ホテルに行けば金があるからと言うと、付き馬がホテルまでタクシーに同乗して付いてきました。よく見ると来た時のタクシーと同じ運転手です。なあんだ、最初からの計画だったのです。酔いもすっかり醒めてきました。支払いはトラベラーズチェックでもいいかな、現金かな、しょうがないな払わなくちゃ、と山口先生と小声で相談しているうちにホテルの玄関に着きました。

運の良いことにホテルの玄関前にパトカーが一台止まっているではありませんか。これは幸運です。タクシーを降り部屋に走って、三万円程のトラベラーズチェックを切り、戻って付き馬に手渡しました。明らかにむっとした表情でしたが、横にはパトカーに乗った警官がいます。彼らは受け取ると何も言わずそのまま帰りました。一件落着とは言うものの仕返しに来るのではと心配になりました。酔いはすっかり醒めて寒気がします。

帰り支度をして朝の四時半にチェックアウトして、数百メートル先のハウプトバーンホッフまで、車輪付きの大きなトランクを引きながら二人はひたすら走りました。夜明け前の石畳の大通りに、僕たちの足音とトランクの車輪の音だけが響き渡っていました。

# 初めてのニューヨーク

初めてと言ってもまだ数回しか行ったことはありませんが、マンハッタンのホテルで開催されたアメリカ質量分析学会に出席した時の話です。産婦人科のM医師、循環器内科のH医師、それに大学の質量分析センターの理学部系のスタッフと一緒です。学会はウォルドルフ・アストリアホテルで開催され、ケネディ大統領がスピーチしたという同じ会場で同じ演台の前で無事に自分の発表を終え、さあ、後は観光です。

何しろ初めてのニューヨーク、あのニューヨークです。M医師、H医師、僕はまずはブロードウェイのミュージカルを観なくてはと、シュバート劇場にかかっていたコーラスラインを観に行くことにしました。七〇年代末の話ですからまだ治安はよくありません。地下鉄に乗る勇気もなく三人は歩いて劇場まで向かいました。行くときはまだ薄暗い時ですからそう心配も要りません。なにしろ、たったワンブロックで街の様相が洒落たニューヨークから犯罪都市に急変する、昼と夜の治安も一変すると聞かされています。そんな通りを数ブロック越えやっと劇場に着きました。

コーラスラインはブロードウェイの舞台を夢見る若者達の物語です。堪能して劇場を出るとさすがに真っ暗です。タクシーに乗ろうにも予約車ばかりで待ちの行列が長く、とても乗れそうにありません。歩くことにしました。ニューヨークは事件が多い、日本人は狙われる、いつ撃たれるかも分からない、それに到着した日のことがあります。

J・Fケネディ空港に皆とは別便で僕は着きました。マンハッタンの宿泊先ウォルドルフ・アストリアに向かわなくてはなりません。タクシー乗り場らしきところで待っていると一台のタクシーがやってきました。イエローキャブです。黄色だから白タクでもないだろうと乗り込みます。ホテル名を言うとすぐに出発しました。ところがほんの百メートルほどで停車するのです。助手席にもう一人乗り込んでくるではありませんか。当方身長一六九センチでやせ気味のひ弱なアジア人。前の席には屈強な僕の腰回りほどの腕を持つ運転手と役割不明の男の二人。どちらも見慣れていなかった黒人です。車は多分ですがマンハッタンに向けて進んでいます。途中、交差点に止まると、この辺で最近運転中のドライバーが撃たれて死んだなど恐怖をあおることを二人は大声で話します。後部座席のアジア人に分かるようにゆっくり大きな英語で。不安は募りますが今更どうしようもありません。

こういうときはこちらから話しかけるのがいいと思い適当に話しかけます。ホテル近くの地図は頭に入っていたので、通りの名前なんか言って少し分かっているようなふりをします。おそろしく長く感じた道中でした。運転手がお前が行くホテルだと指差します。たしかにガイドブックに載っていた写真のホテルです。車は二百メートルぐらい前に停まり、ここで降りろと言います。しょうがない、とにかくトランクを降ろさなくては。それは手伝ってくれました。

さて、支払いはやっぱりです。百二十ドル、と事前に調べていたこの間のタクシー料金の数倍請求されてきました。車を降りていますから、こちらも強気です。まだ払う訳にはいきません。へたな英語で本来ならホテルの玄関まで行くべきじゃないのと粘りますが、行けないと言い張ります。じゃあ荷物だけ運んでくれたら払うから。助手席にいた男が僕のトランクをヒョイと抱えてウォルドルフ・アストリアの玄関まで運んで、トランクを置いて、お金を受けとり、逃げるように帰って行きました。もし僕がホテルのドアボーイに訴えたら、大きく書かれたタクシー番号から後で厳しく罰せられるのを恐れたのでしょう。でも、こちらは怖くてそんな余裕はありません。数倍の料金を払ったのです。

初めてのニューヨークは怖い思い出になってしまいました。それからしばらくして辣腕の市長が、あまりにもひどい治安状況に徹底したメスを入れたことはご存知のとおりです。

さて、劇場からの帰り道、三人の革靴の足音だけが街に響き渡ります。走りに走ってやっとホテルに帰り着きました。ちなみにマンハッタンほど道に迷わない街はありません。碁盤の目の町割りは京都と同じです。

　翌日、ニューヨークを後にして、三人でソルトレイクシティ、デンバー、イエローストーン国立公園とレンタカーの旅をしました。やろうたってもう出来る旅ではありません。

## お伊勢参り

先週末の二十六日から一泊二日で、肝臓学会専門医更新の教育研修会参加のため三重県鈴鹿市に行きました。有名な自動車レースのサーキット場の横のホテルが会場で、この日もエンジン音がうなり声をあげていました。更新の手続きを終え、せっかくですから伊勢神宮に行くことにしました。

近鉄名古屋線の白子駅から津を通り宇治山田駅で下車です。白子駅の切符売り場で「伊勢神宮に行きたいんだけど、どこで降りたらいいの」と尋ねたら「内宮ですか、外宮ですか?」、「外宮なら伊勢市、内宮なら宇治山田でお降りください」とのことです。外宮も内宮もわからず、伊勢が付いているから伊勢市で降りたほうがいいのかなあと思って、伊勢市まで切符を購入していたのです。電車の中でのお客さんも同じ事を車掌さんに聞いています。「普通、皆さんが行かれるのは内宮の方ですよ」ということで、僕は慌てて切符の買い直しを申し出ました。でも急行料金八百円は変わりません。ずいぶん昔、相方は父と母とまだ乳母車の長女を連れ伊勢志摩観光に行き、その時に神宮に参っています。父か僕のどちらかが仕事のため残らねばならず、僕は留守番でした。だから僕にとって初めてのお伊勢参りです。

宇治山田駅で降り内宮まではバスです。一人旅の時は景色がよく見えるバスに限ります。ちんたらとバスに揺られて内宮に着きました。そういえば名古屋を出たのが早かったので朝から何も食べていません。急に空腹を感じたので内宮参拝は後回しにして、まず「おかげ横丁」に行き腹ごしらえです。「おかげ横丁」はあのあんこ餅の赤福のオーナーが企画して江戸時代の町並みを再現した一角です。昔の風情の食べ物屋、おみやげ物屋が何軒も連なっています。血糖値をすぐ上げるため赤福のぜんざいを食べることにしました。実は僕はワイン好きでかつ甘党なのです。四角いお餅が二つ入ったぜんざいをいただき、さて参拝です。

しばらく歩くと五十鈴川にかかる宇治橋を渡ります。神宮とは、皇大神宮と豊受大神宮の二つの正宮を中心に総計百二十五のお社の総称です。この皇大神宮を内宮《ないくう》と呼びます。祭られているのは天照大神です。外宮《げくう》は豊受大神宮です。神宮では二十年ごとにお社を新たに建て替える式年遷宮が行われます。前回は平成五年十月に遷御を迎えました。詩人の高橋睦郎さんが、雑誌「太陽」の式年遷宮記念特集で日本の美について語っていたのを思い出しました。次回の遷宮は平成二十五年です。遷宮の八年前からいろいろな行事が進行しますから、すでにプロジェクトは始まっているのです。

長く幅広く敷き詰められた玉砂利を踏みしめながら僕は正宮に向かいました。正宮の石段より先では写真撮影は禁止されています。古木の森の静けさに参拝者の玉砂利を踏む音だけが聞こえています。しばらくの静けさの後、正宮階段を前にすると自然に凛とした気持ちになっています。石段を登りきり正殿に向かい二礼二拍手一礼の型どおりの参拝をします。参拝時にはお願いをしてはなりません。ただただ今を感謝することと、友人の神官に教えられたのを思い出しました。無心な気持ちでただ手を合わせることがよいのでしょう。参拝を終え別の道を通って帰ります。途中の厩舎に真っ白な神馬がいました。一頭だけで元気が無く少し淋しそうです。例年より遅れている紅葉と宮造りの屋根の直線と曲線の調和が見事です。

帰りはまた「おかげ横丁」です。だいぶ歩いたのでせっかく上昇していた血糖値も下がってしまいました。一番古ぼけた作りの、おばあさん達だけでやっている店を選び、名物の伊勢うどんを食べました。伊勢うどんは汁なしうどんに醤油とネギだけで食べます。博多のうろんとも讃岐のこしの強いうどんとも違います。

帰りは飛行機の時間を気にしながらタクシーで宇治山田駅に戻り、津で近鉄を降り、なぎさ町の港に直行です。この港から中部国際空港セントレアまで海上の直行便の高速船が出ています。残念ながら三分遅れで結局一時間待ちましたが、これも旅。セントレアまでは四十分です。それにしてもなんでカタカナの名前なのでしょう。民俗学者で地名を大切にされる谷川健一さんはどうお思いになっているのでしょうか。外来語もどきのカタカナの名前や地名、僕は嫌いです。

面白いことを知りました。帰りの船の中の広報誌に井上宏生という作家が書いていたのですが、神宮の神官は「御師」と言い、江戸時代、彼らは参拝客を増やす営業マンとしてそれぞれが全国の各地域を担当し、毎年その地域を訪ねお伊勢さんの暦などをおみやげにしていたそうです。作家はこう締めくくっています。「神々の領域は崇高で尊厳な世界にはちがいないが、そこに旅人を案内したのはヒトの匂いをぷんぷんと放つ御師たちだった」「ヒトがいてこその八百万の神々であり、神々がいてこそのヒトだったのである」

まさに言い得て妙だと思いました。そうするとセントレアでも良いのかもしれません。

家族へのおみやげはそれぞれのお守り。もちろん、自分の分も。

最後に一つご紹介。狂言『禰宜山伏』より、「これは伊勢の御師で御座る、毎年今時分は、国々旦那廻を致す、当年も廻らうと存ずる、誠に大神宮の御影程有難い事は御座らぬ、斯様に国々廻れば、何方にても御馳走にあふ事で御座る」

# 板門店

小郡三井医師会理事会の有志と奥様方を誘って、連休を利用した一泊二日のソウル旅行に行きました。白善燁《ベクソンヨップ》閣下のお世話になる板門店見学が主目的の旅です。白閣下は一九二〇年生まれですから八十六歳になられます。一九四六年韓国軍に入隊され、旅団参謀長、情報局長、第五師団長、そして第十一師団長、五一年からは第一軍団長として朝鮮戦争休戦会談の韓国代表を勤められ、五一年には参謀長、五三年陸軍大将、五九年連合参謀会議議長を歴任され、六〇年に退役の後は中華民国、フランス、カナダ駐在大使、六九年から交通部長官(運輸大臣)、その在任中に起きたよど号ハイジャック事件の解決に尽力されました。七一年から世界的な肥料会社忠州肥料、韓国総合化学工業社長、九五年には日本の勲一等瑞宝章を受けておられます。

一日早く別の用件でソウルに入っていた僕は閣下と空港で落ち合い、相方と医師会の一行を仁川空港で出迎え、そのまま板門店に向かいました。板門店は停戦協定の締結後、連合国側と北朝鮮側との共同警備区域としての前後左右の距離わずか八〇〇メートルの狭いエリアです。軍の、と言うより、韓国救国の英雄として国民から慕われている閣下を、板門店では韓国軍と米軍の責任者が最大の儀礼で迎えました。私たち一行は、特別の装甲車を調達していただき、板門店の責任者の大隊長以下六名の護衛付きで板門店内を案内してもらいました。

観光として手続きさえすれば板門店に行くことは可能だそうですが、今回は特別な場所の特別な案内です。板門店に建てられた二つの建物の間の幅十センチの置石が休戦境界線です。この境界線の手前から見る三階建ての建物はもう北朝鮮です。兵隊がこちらを監視していました。双方が入ることが出来る会談場の中にこの日は北の兵士はおらず、中で閣下からこの会談場が持つ厳しい歴史を教えていただきました。韓国映画「JSA　Joint Security Area 共同警備区域」はこの場所の名前です。大隊長は、「あれは映画の話です。私共は一言も相手方と言葉を交わすことはありません。言葉を交わすのはそれを認められた数人の者だけに限られます。また、くれぐれも相手方に手を振ったり合図と思われる動作はしないように」と通訳付きで釘を刺されました。自分達があの歴史の現場に今いる。ほんの七メートル先はあの北の国であることなどを思い巡らし緊張感が高まります。

板門店を離れる時、現場のトップクラスの方々が閣下にサインを求められ記念の写真を撮り、家の宝にすると口々に言っていたのが印象的でした。

この旅も人との縁が導いたものです。

それにしても私達は朝鮮半島、北東アジアの歴史を本当に知っているのでしょうか。こうやって現実にこの場に立つと、軽々しい流行り言葉のような歴史観だけは持ちたくないと思います。閣下は翌日から医師をしているお孫さんの結婚式のために米国に向かう予定があるのに、夕食まで私達のためにお付き合いして下さいました。日本語も堪能な閣下とはいろいろなことを話しました。矍鑠《かくしゃく》としておられ、記憶力も全く齢を感じさせません。最近の世界情勢、日本の話題にも詳しいのでいつも驚かされます。閣下から読んだ方がいいと薦められたドナルド・キーンの本、そしてあの本、早速購入して読もうと思います。

ここは国境ではなく休戦ラインであることを忘れてはなりません。皮肉なことに幅四キロの二百数十キロにわたる非武装地帯には無数の地雷が埋めてあるのに、その上に鳥たちの楽園が広がっています。本当のサンクチュアリになるのはいつなのでしょうか。

# Ⅵ

# しらさぎそしてはくちょう

六月九日に気象台が九州から東海までが梅雨入りしたとみられると発表しました。発表後に、からりと晴れた日々が続くこともたびたびで、最近は気象台も表現が遠慮がちになっています。病院の東側の田んぼには耕耘機が入り田植えの準備に入りました。数十羽の白鷺がもう集まっています。稲の苗を植えるためにトラクターで土を柔らかくしているのですが、ミミズなんかが地表に上がってくるのでしょう、そのえさを目指して白鷺が集まっているのだと思います。白鷺はコウノトリ目サギ科。サギ科のいろいろな写真を調べてみると、横の田んぼに集まっているのは首のところが茶色いのでアマサギかもしれません。

サギと言えば詩人の川崎洋さんに、『ゴイサギが来た』という詩集があります。川崎さんは平易な言葉で、その中に人間とか命とか、そして根源的なユーモアの隠されたたくさんの詩を残しておられます。放送作家もやっておられて芸術選奨文部大臣賞、紫綬褒章、高見順賞、藤村記念歴程賞など多くの受賞歴があります。一九五五年に上梓された詩集『はくちょう』に収められた詩は、戦後の混乱がまだ残っている中で、水面にできる波紋のように瑞々しい時代の息吹を感じさせます。久留米市が主催する、丸山豊記念現代詩賞の選考委員をお願いしていたので、川崎さんとは十一年間、年に一度は必ずお会いして食事をする機会がありました。残念なことに二〇〇四年に他界されましたが、いろいろなことを教えていただきました。一番印象に残っているのは直接的に言われた訳ではないのですが、ユーモアの意味です。

お亡くなりになった後、長年お世話になったお礼にと、奥様の許可を得て川崎さんの詩「はくちょう」を楽曲化することにしました。作曲は岩崎大輔さんです。一九八一年ボストンのバークリー音楽院で学んで帰国後、ジャズピアニストとしての活動とともにテレビドラマの作曲などで活躍していましたが、一九九一年から福岡に拠点を移しています。岩崎さんに依頼して半年位して出来上がった声楽付きのデモテープを受話器の前に置き、川崎夫人に聞いていただきました。楽譜化してお送りすることを約束していたのですが、なにぶん芸術家のこと、長いこと待ってやっと先月楽譜が出来上がり、それを夫人に送った次第です。著作権のことは私の責任として、川崎さんの「はくちょう」を紹介します。

楽譜を送ることができたので川崎さんとの約束を果たしたような気持ちです。

# はくちょう

川崎 洋

はねが　ぬれるよ　はくちょう
みつめれば
くだかれそうになりながら
かすかに　はねのおとが

ゆめにぬれるよ　はくちょう
たれのゆめに　みられている？

そして　みちてきては　したたりおち
そのかげ　が　はねにさしこむように
さまざま　はなしかけてくる　ほし

かげは　あおいそらに　うつると
しろい　いろになる？

うまれたときから　ひみつをしっている
はくちょう　は　やがて
ひかり　の　もようのなかに
におう　あさひの　そむ　なかに
そらへ

すでに　かたち　が　あたえられ
それは
はじらい　のために　しろい　はくちょう
もうすこしで
しきさい　に　なってしまいそうで

はくちょうよ

詩集『はくちょう』（昭和三十年、書肆ユリイカ刊）

父も白鳥という詩を書いています。川崎さんはそれに触発されて自分の白鳥を書いたと言われましたが、二羽の白鳥は並んで水面に遊んでいるのではと思うのです。こんな時代をすこしあきれて。

川崎さんへのささやかなオマージュです。

# 源太さん

夜九時過ぎに電話が鳴りました。金、マンション、株、先物など僕には無用の勧誘が多く、家では表示される電話番号を見てから受話器を取るようにしています。表示は「源太さん」。家内が出るといつもの調子で「源太です、泉さんいますか」。僕に替わります。「自分には身に余る賞をいただくことが決まりました。明日、そのことで山を降りて会いたいのですが」。そういえば東京支社に転勤になるN新聞文化部の記者Tさんの送別会を、源太さんとそれにギタリスト橋口武史さんとで、おいしいワインを出してくれる久留米の焼き鳥屋でやった帰りしな、八女に行くバス停まで送ろうと西鉄久留米バスセンターを歩いていた時、恥ずかしそうに源太さんは言いました。「泉さん、九月にいいことがありそうです。内示がありました」。正式決定まではあんまり言わんがいいよ、最後の最後まで分からないから、と内容も聞かずに別れていたのです。

第十六回福岡県文化賞の創造部門です。第一回が画家の野見山暁治さん、二回目が作家の森崎和江さん、その後、村田喜代子さん、松本零士さん、高樹のぶ子さん、佐木隆三さんなどそうそうたる方々が受賞しています。源太さんの受賞理由は「約八十年途絶えていた星野焼きを現代に甦らせ、幻の器といわれる『夕日焼』を再現。詩人としての評価も高く、詩集『蛇苺』により平成十九年に福岡県詩人賞を受賞する」となっています。

源太さんと気安く呼んでいますが実は僕より七つ年上です。何でもふるさと鳥取で虫垂炎を罹った時、どの病院も開いてなく急遽入院したのがなぜか産婦人科の診療所で、その入院室のベッドに横になり天井を見ていたら壷が現れ、その美しさに魅せられ自分の道が決まったと聞いたことがあります。芸術家には理解しがたい神様のお誘いがあるようです。昭和三十七年に高校を卒業して三重県伊勢市の窯元の内弟子となります。昭和四十一年小石原の窯元に移り、昭和四十三年に途絶えていた久留米藩の御用窯星野焼を再興します。窯の名前は星野源太窯。父が名付け親です。

初めて源太さんに会ったのは、昭和四十三年の夏です。僕は十九歳。家系、血脈がまだ幅をきかせていた陶芸の世界で、頼る縁のない若者が新たに窯を開くのは至難のことでした。力があっても評価されないことも多かったようです。小石原の窯元をやめ収入もなく将来に迷い悩んでいた時、父の診療所の入院室にしばらく居候をしていたのです。この頃はまだ病院も診療所もおおらかな運営ができました。僕も同じ階の奥の部屋にいましたので、通りがかりに部屋をのぞくと、九州各地の作陶の歴史を持つ地方で拾ってきた(後で聞いたのです)「かわらけ(土器)」が、床に敷かれた新聞紙の上に山のように積んでありました。ちょっと汚れた作務衣のようなものを着て、草履履き、髪はバサバサ、色黒の顔に異様に目立つ丈夫そうな白い歯、最初会った時は一瞬たじろぐほどの怪しさでした。この人は何をする人なのかと思いました。

以来、星の里に源太窯を始めて四十年間、詩、エッセイなどを書き、そして文化についての見識をいろいろなところで語り続けながら、源太さんはたくさんの壷を作ってきました。

翌日の夕方五時に久留米の自宅に源太さんはやってきました。久しぶりに食事に誘ったのですが、星野の図書館設立委員になっており委員会のため戻らなければと言います。こういうこともやりながら地域の文化性を守って来たのです。

源太さんが帰って本を読もうと自分の部屋に入ったら、机の上に野見山暁治画伯からの郵便物が置いてありました。相方が何か探し物をしていた時に本棚のどこかにあったものを見つけたのです。中を開けると野見山さんからの手紙と自筆のデッサン画が数枚入っています。以前いただいていたのですが、引っ越しのごたごたで行方不明になりずっと捜していたものです。手紙は平成十七年十一月二日の日付です。昔描いた父の詩集の装丁画の原画が出てきたのでと、画伯のご厚意で送ってくださっていたのです。野見山さんは福岡県文化賞の第一回目の受賞者、いまや日本洋画壇の重鎮です。この日また目にしたのも縁なのでしょう。

福岡県文化賞の授賞式は九月四日です。源太と名付けたのは僕の父。ちなみにそっとお教えしますが本名は雪男です。色黒なのに雪男。最初会った時からこれだけが今もって納得いきません。
源太さんの窯には何度も行きました。気の滅入る時には行きたくなる場所なのです。父が急逝した翌年にも、真っ盛りだから蛍を見にきたらと誘われていましたので、家族で星野まで上りました。源太窯にもう少しの所の、星野川に架けられた橋の上からの蛍は見事でした。その時に僕はこんなことを書いています。三十九歳でした。

螢　橋

勝手になづけた「螢橋」に立つと、光は岩に当たって砕け、球形になり、時にくるおしく同期して、満天の星との境は無くなってしまう。水の流れは時の空しさをはっきりと音にする。螢の時は感傷をこばむように自然だ。あと一月もすると、夏せみの音で水面は震えるに違いない。

せみの声は耳鳴りになって、あの迎えの旅から続いている。ふと訪れる医師の生活の中の無音の時、耳鳴りは八月の日へと続く。アンカレジへの旅は、僕の始まりの旅でもあった。アラスカの大地に父は休んでいた。なにもかもが偶然であったはずだが、きっぱりと予見したように休んでいた。父の匂いがいっぱいした。煙草の、町医者の、消毒の、落花生混じりのビールの匂いがした。煙草なんかもう二十年以上吸ってないのに、鼻腔粘膜から僕の血液に溶けていくように匂った。

記憶という、なまやさしいものではないなにかが、くるくると回った。

言葉という、なまやさしいものではないなにかが、くるくると回った。

父に連れられての旅の場面場面を、父と話

したいろんなことを、心地好く感じた。

悲しくはなかった。

なにも見えなかった。すべては感性の中にしまっておきたかった。


一年がたった。

僕は僕の父を、母は母の夫をそっと感じてきた。

一年がたった。感じることの出来る父と、おそらくは理解できない丸山豊でいっぱいの書斎にそろそろ入ってみようかしら。


息子の声が聞こえる、「ほたるさん、きれいねえ」「ほたるさんピカピカ」。

螢橋を過ぎて少し歩くと源太窯である。

今日は寄らないで帰ろう。

# 古賀忠昭さんのこと

医学部の二年生の時です。夏休みに渋谷の母の実家に長逗留して帰宅したところ、いつもは僕が運転している車を、見たこともない腰までの長髪で赤く細いジーパンをはいた男性が、当たり前のように運転しているではありませんか。古賀忠昭さんを初めて見たのがこの日でした。詩を書いていた少なくとも書こうとしていて壁にぶつかり迷っていた彼を、父は運転手兼書生として我が家に迎え入れました。優れた彼の文学の資質をすでに見抜いていたのです。

最初に驚かされたのは大変な大飯食らいであることでした。住み込みの看護婦や見習い看護婦と一緒に、久留米の診療所は十九床の有床診療所でしたので、炊事方のおばさんも加え同じテーブルを囲んで食べるのです。毎食、どんぶり飯三杯をうまかうまかと言いながら軽くたいらげるので、大食いの古賀ちゃんと看護婦達の間の人気者になりました。遊びに来る姉の小さな子供達からも古賀ちゃん、古賀ちゃんと呼ばれて我が家の住人の一人になり、数年間を共に過ごしました。趣味はただ一つ読書です。趣味と言うか古賀さんの運転以外のもう一つの仕事が読書でした。診療所の二階の一室に父の書庫がありましたが、運転のない時と、どんぶり飯を食べていない時はほとんどその部屋に入り込み読書です。

初めは得体の知れない古賀さんでしたが、そのうち、星野村の陶工山本源太さんを誘って一緒に飲みに町に出たり、当時東京では下火になっていましたが、福岡や久留米にはまだ残っていたゴーゴーハウスと呼ばれていた踊りのできるライブハウスに遊びに行ったりしました。大飯食らいで運転しかできず、ただ読書好きの古賀さんが、突然大勢が踊っているホールの中央に行き、腰まである長い髪を振り乱しながら一人で狂ったように踊る様を見た時には、日常の様子からは想像できない古賀さんの秘密に触れた感じでした。数年後、文学サークルの仲間であった伴侶を得て所帯を持ち我が家を出ましたが、その後もこれまで通りの仕事と父の確信通りの詩作を続けました。ところが、発表した詩について、表現と差別の深刻な問題にぶつかり、それを機に丸山医院での仕事をやめ縁遠くなります。

古賀さんがどういう思いであったのか、聞いたこともありませんので僕には分かりません。ともかくそれが大きな転機となり、それからは、長い間詩作を中断し、夫人の実家の仕事である金属回収業を手伝いながら、一男一女をもうけ童話本を書いたりしていました。

その古賀さんは手術不能の筋肉由来の悪性腫瘍で、平成二十年四月、久留米聖マリア病院のホスピスにて六十三歳で亡くなりました。

亡くなる前、二度だけ話しました。一度は一年ほど前、医者の僕に出来ることがあれば何でもするよと電話で話しました。二度目はホスピスの病室を見舞いに訪れた時です。

数十年ぶりの詩集『血のたらちね』で丸山豊記念現代詩賞を受賞したことを素直に喜んでくれた古賀さんは、自作詩の肉声朗読を出席できない授賞式のために録音した数日後、家族全員に見守られての旅立ちでした。貫き通した古賀さんの人生は、詩を書けない僕から見てもまさに詩人のものでした。

古賀さんの遺品となった詩作のノートと日記を夫人から見せていただきました。引用するのも失礼だと思える愛情あふれる家族への言葉に、僕はただ涙するしかありません。

先生は自分ば養子にするて言うとらしたですもん。これが古賀さんの柳川沖端言葉での口癖、とすると僕は弟になるのでしょうか。

# 詩人の手

平成三年に久留米市により創設された丸山豊記念現代詩賞は、平成四年の最初の受賞詩人谷川俊太郎さんにはじまり、これまで十八回を数えています。詩人の安西均さんに一回目から三回目までの選考委員をお願いしました。発案の久留米市のO部長さんから一緒に行ってくれと頼まれ、安西さんに、どのような詩賞にするべきか、選考方法はなどの相談のため上京しました。今は閉鎖してしまった銀座東急ホテルの奥の寿司屋でお会いしたのが安西さんとの最初です。僕は丸山さんと違って故郷を捨てたからね、家長の役目も。遠い目線で話されたのが印象に残っています。手術して胃が無いからと一口ずつゆっくり食べながら、選考委員は少ない方がいい、川崎洋君とならと言われ、選考委員は安西さんと川崎さんの二人、そして詩賞の形が決まりました。福岡県筑紫野市の出身で朝日新聞の記者を勤めた後、詩業とその人柄から日本現代詩人会の会長におされ活躍されました。父とは戦後すぐ創刊された九州の詩誌『母音』の仲間です。筑紫一の宮の筑紫神社の境内には安西さんの詩碑が建立されています。

平成六年二月八日にホスピスで最期をお迎えになりました。

谷川俊太郎さんが受賞された第一回目の授賞式の後、久留米の小料理屋のカウンターでご一緒した時です。安西さんが肉声の朗読がいいとおっしゃり、安西さんからやれと言われればね え断れないなあと、谷川さんは自作詩の朗読を数編、安西さんも数編、今思い出しても至福の時間でした。また、和歌に大変造詣があり、話の折々に万葉の歌など出てくる安西さんの文学世界も垣間見ました。

三年後、胃がんが再発し清瀬にあるホスピスに入院されたと聞き、陶芸家の山本源太さんといっしょにお見舞いに行くことにしました。前日の夕方に仕事を終え福岡から羽田に向かい、その日は新宿の京王プラザホテルに一泊して、朝早く病院に向かうことにしました。源太さんと同宿です、ツインベッドの部屋なのですが、床についてしばらくして源太さんが寝られんと起きだして来ました。なんとベッドでは寝つけないから床に寝るというのです。長い星野村での生活は、源太さんをすっかり文明から遠ざけたのではと思いましたが、床に毛布を敷いてそのまますぐ熟睡です。確かにフワフワの洋風ベッドは源太さんには似合いません。

翌日は早起きしてホスピスに向かいました。まだ武蔵野の面影が少し残る広い敷地の病院の一室に、詩人は横たわっていました。ちょうど安西さんと長い付き合いの作家伊藤桂一さんが見舞いに来ておられ、九州時代のことを話しました。ここはホスピスです、無用な見舞いの言葉は意味がありません。病気の事は誰も話しません。ただまた参りますと言って僕らはホスピスを後にしました。ベッドに横になりながら、握手と言うよりも僕たちの手を握りしめるために出された詩人の手は、透き通っていて女性の手よりもなお美しかったことを忘れません。その時も、僕は故郷も家も捨てた人間だからなあとおっしゃいました。

安西さんが上梓された『指を洗ふ』は最後の詩集です。献体を約束して再入院する前夜の入浴の時を書かれたものです。

# 作家の前ボタン

ありがたいものです。この不景気のご時世にいつまで続くのか分かりませんが、久留米市が丸山豊記念現代詩賞を創設して本年が十八回目になります。第十二回から選考委員を詩人の清水哲男さん、高橋順子さんのお二人にお願いしています。高橋さんの相方は作家の車谷長吉さんです。車谷長吉さんは『赤目四十八瀧心中未遂』で直木賞を受賞されて、寺島しのぶの主演で映画化もされています。当代のすばらしい作家の一人と、ほとんどの作品を愛読しています。四国お遍路の途中で高橋さんが骨折した時とピースボートで長い船旅に出られた時以外は、毎年一度久留米で食事をご一緒しています。受賞詩人と、清水さん、高橋さん、車谷さんを囲んで地元の数人が加わり楽しい時を過ごします。楽しいと言っても、傍らで聞いている僕には難しい文学上の話も出てきます。

何回目にお会いした時でしょうか僕は気付いたのです。車谷さんが食事の途中で用足しに立

たれ戻られた時です。大切なところのあのボタン（チャックではなかったように記憶していま
す）が開きっぱなしです。酒もかなり入っているので忘れているのかな、それにしても食事会
の場所から歩いてホテルに戻ってからビールを飲み直した時もずっと開きっぱなしで、気にす
る風でもありません。皆さんが東京に戻られた後、早速清水さんにメールしました。車谷さん
の前ボタンが開いているのに気付いていましたか。気付かなかったという返事です。あれは作
家のダンディズムでしょうか。てなことをメールでやり取りし、その後数日して何か雑誌を読
んでいた時のことです。車谷さんの前ボタンがいつも開いていることを、どなたかが書かれて
いるではありませんか。やっぱりあれは作家のダンディズムに違いない。
次の年です。当然、前ボタンの話になりました。高橋さん、わざと開けているんですよ、事
も無げにおっしゃいます。そんなことどうでもいいのと言いたげに、困っちゃうのよともおっ
しゃいません。で、これで終わり。さすがです。
次の次の年は、こちらが早々に酒に酔って、前ボタンが開いていたかどうか確認出来ずじま
いでした。読み応えのある作家のことです、前ボタンについてはもうどうでもよいのです。が、
前ボタンはともかくご夫妻の関係性は不思議がいっぱいです。

# ケーナ、遠い南米の笛

四月二十二日水曜日の夕方、僕は東京、京橋のレストラン・サカキにいました。詩人で評論家の松永伍一さんが亡くなられて一年になるので、誕生日に合わせて近しい者が三十名ほど集まって偲ぶ会を開いたのです。偲ぶ会といってもしめっぽいものではなく、フランス料理とおいしいワインを囲んでの会です。世話役は料理評論家の山本益博さんと俳優の田中健さん二人です。会場に到着すると、すでに二人が会費の徴収などのため受付に立っていました。田中さんは以前に一度お会いしていましたが山本さんは初対面です。と言っても、松永さんから山本さんのことはさんざん聞かされていたので旧知の間柄のような感じでした。山本さんは浅草生まれなのですが、両親と北海道に移り住まれ、本人一人が早稲田入学を期に松永宅に下宿することになります。松永さんに大変かわいがられ毎日のように二人でいろんなことを話したそうです。後に料理評論家として日本でのパイオニア的な存在となったことはご承知のとおりです。

その辛口評論の山本さん紹介のフランス料理店ですからまずいはずがありません。地下鉄の京橋駅から歩いて二、三分のところにある、なんてことはない地味な食堂のような店構えですが、実はこういうところがいい仕事をしているのです。仕事と言えば料理に対して仕事という言葉を使ったのは山本さんが最初だそうです。同じテーブルで話をいろいろ伺いながらコース料理をいただきました。山本さんは皿をなめるがごとくきれいにして返します。最後はワインを皿に少したらしてスプーンでソースをかき取るように食べていました。こうしないと料理人がえらく気にするからだそうです。料理評論家という仕事も結構大変なようです。だいたいトレンディでかっこうのいい店はあまりおいしくありません。もちろん、東京で一、二を争うミシュランの星をもらうような高級店は、どちらも、つまり味も雰囲気も加えてサービスもいいのですが、高額の支払いが待っています。そんなところは僕は苦手です。博多でも東京でもお洒落じゃないけど実のある店が好みです。

偲ぶ会は内々の会ですから和やかに進行しました。参加者がそれぞれ松永さんとの思い出を語り、途中で田中健さんが松永さんの若い頃の詩を朗読して、締めは彼のケーナの演奏でした。ケーナは南米のペルーやボリビアが発祥の縦笛です。日本の尺八と似たような原理で音が出るのだと思います。その音はペルー、ボリビア高地の清澄な空気を感じさせます。田中さんと言えば八女出身でテレビの「俺たちの旅」シリーズや映画では五木寛之原作の「青春の門」や松山善三脚本の「望郷」に主演しています。「望郷」では最優秀主演男優賞など数々の賞を受賞しています。今度は久留米で飲みましょうと約束して別れました。

松永伍一さんは大木町出身の詩人で評論家です。ライフワークといえる『日本農民詩史』では毎日出版文化賞特別賞を受賞されています。膨大な著書があり、晩年はＮＨＫ教育テレビに講師としてよく出演していらっしゃいました。昨年の三月三日満七十七歳で他界されました。松永さんが上京する前、筑後で代用教員をしていた頃に筑紫耶馬渓でのキャンプに森崎和江さんや高木護さんと一緒に行ったこともありました。あれから半世紀を超えるおつきあいでした。

いつも思いますが創作活動に携わる方々は亡くなった後に絵画が残り、彫刻が残り、小説が残り、詩や楽曲が残ります。それに比べて医者の仕事は創造的といえるものではありません。特に僕のように高齢者を多く相手にしているとその感が深いのです。だけれども、芸術関係の人たちと話していると、僕ら医師が自然と診療の中で会得した人間の捉え方については決して負けないような気がしています。自負というよりはそういう気持ちがないとなかなかこの仕事を続けていく気にはなりません。人の死に何回立ち会ったかに何の意味があるかと問われればそれに明確に答えることはできませんが、虚無の量だけがただ増えるのではなく、ユーモアの必要性やきっぱりとした論理の反面の危うさなどに気付くからだと思います。

京橋駅から最終便に間に合うように羽田に向かいました。田中健さんのケーナの響きが耳に残っています。世渡りが上手だとは思えない、普段の会話ではかすかに訛りの残る生粋の筑後人の名俳優、彼のケーナの音には共感するものがありました。おそらくは松永伍一さんも同じ思いがあったのではと思うのです。そう言えば、松永さんのしゃべりのアクセント、最後まで筑後のそれでした。

松永さんは、筑後へ戻られた時には父がいなくなった後も、拙宅にお見えになっていました。話がしたかけん行くよ。すっかり筑後弁にもどった松永さんは、居間のいすに座るともう話が止まりません、ロマングラスの話。イコン、カッパドキアから郷ひろみまで、途中で出前の久留米ラーメンを食べ、ぶっ続けで数時間話されます。今は懐かしさでいっぱいです。

松永さんと森崎さんの案内で父と母への親孝行と称して何度も旅をしてくださったこと、両親は本当に喜んでいました。お世話になりました。

余談ですが、森崎和江さんの息子さん、松永伍一さんのお嬢さん、そして僕も、名前が一緒で泉です。もちろん僕が一番先に生まれました。

# サンショウウオ

父が文学をしていた関係で、開業医の家にはまず集まらないような方々が子供の頃からいつも自宅にウロウロしていました。多いときには十数人の芸術家や芸術家の卵、詩人や詩人と自称する人達が集まっていました。彼らが食べてしまい家族の翌日の朝の米がなくなることもしょっちゅうでした。天井の高い我が家の洋風の応接間が集合場所で、タバコの煙でいつも靄がかかったようになっていたのを記憶しています。高い天井から一個ぶら下がった球形の照明が、おぼろ月のように見えました。僕の幼い体は副流煙に相当曝されていたはずです。禁煙なんて誰も言わない時代です。芸術論でしょうか、けんかと思しき怒声も時に聞こえました。戦前、戦中に渇望していた文化への思いが一時に吹き出した、優雅なサロンではなく精神の私塾と言った方があたっている場所でした。

僕の係はその塾生と言うか来客が多い時に、ほんの百メートルぐらい先の角にある、はんごちゃんと呼ばれていたおじさんが奥さんとやっている二坪ぐらいの店で落花生を買ってくることでした。ピーナッツでなく落花生。もちろん、大人達の酒のつまみです。一合、二合と、年季が入って黒くなった升をすり切りで計量して売られていました。はんごちゃんの目は両の瞼が下垂していつも上を向いているようで、僕はその真似が得意でした。やさしいおじさんでしたが、子供心にも商売気はありません。

もう一つはもっと近くにあるタバコ屋へ行くことです。タバコ屋はもともと醤油や味噌を売っていた旧家で、広い土間に並んだ桶や樽の横で、子供向けの駄菓子をたくさん並べて商売していました。通学路に面していますから、客はもっぱら通学の小中学生です。僕は駄菓子を買うことは禁じられていましたので、タバコを買いにいくだけでした。紺色の箱に金色の鳩のデザインのピース、黄色のいこい、僕は吸いませんがなつかしい銘柄です。

そのタバコ屋で一度だけ、ウエハースでできた直径十センチくらいの風車の真ん中がくぼんでいて、そこに指を突っ込んだまま走ると、それがくるくる回りだすというお菓子を勝手に買って帰ったら、父にこっぴどく叱られました。後で聞いたのですが、その家には結核療養所帰りのお嬢さんがいらっしゃってまだ排菌の恐れもあり、それで父は理由も言わず怒ったそうです。あっちもこっちもそういう時代だったのです。今は菓子屋もタバコ屋もありません。どちらも駐車場になっています。

我が家に出入りしていた高木護さんには特にかわいがってもらいました。僕が六、七歳の頃だったと思います。高木さんから今から泉ちゃんにサンショウウオを持っていくと連絡があり、家族全員あの山奥に密かに住むオオサンショウウオのようなグロテスクな生物を想像して待っていました。母は金魚と一緒のはずだから水を慣らしておかねばと、直径一メートルぐらいのたらいを井戸端でしっかり洗い、井水でたっぷりと満たして天日に晒して待っていました。日差しが強かったのを覚えていますから、昼過ぎに高木さんはやって来たと思います。移動はいつも自転車でした。荷台に湯たんぽや水枕を乗せその中に密造酒を入れ運んできたりする怪しい人で、どこまでも自転車、そして泥の付いた長靴、そんな感じでした。肥後の山から下りてきたにしては色白で目だけ大きく、そう、岡本太郎と同じ目です。最初の頃は子供心に目力の恐ろしさだけの印象でした。でも話してみると楽しいので、高木さんが来ると聞くと待ち遠しく思っていました。

待ちに待ったオオサンショウウオは無事到着しました。ですが、なんと大人の小指くらいの大きさです。間違いなくオオサンショウウオではありません。ヤモリをカベチョロと呼んでいましたので、なあんだカベチョロじゃない。いや、イモリかな、それにしてはおなかが赤くない、ちっとも不思議な生き物ではなく皆大笑いですが、高木さん本人はいたって真面目な顔でこれがサンショウウオですと説明しますから、なおさらおかしくなりました。ひ弱な一人息子泉ちゃんに、珍しいサンショウウオを見せてやろうとわざわざ山から運んできてくださったのです。高木さんはその後上京し、しっかりと自分の仕事を貫いておられます。

平成十八年の秋に連載された「現代の漂泊」という朝日新聞の人物シリーズのため、本社の加藤明さんの取材の手伝いで、はじめて高木さんの仕事場を訪問しました。何十年ぶりだったでしょうか。加藤さんは仕事の都合で先に帰られ、その後高木さん行きつけの昼間から酔客のいる小さな食堂のような飲み屋で焼酎を飲みながらいろいろなことを話しました。

お父さんのとこに行ったときは先生も奥さんも忙しかったから、ほとんど泉ちゃんに相手してもらってたなあ。なんでも僕は聞き上手だったそうです。小学校一年ぐらいの聞き上手、やっぱり変です。目力のある高木さんの目は相変わらず大きくて澄んでいますが、その奥にはいつも父や高木護に同居している仁王様がいるのです。

# 漢江の流れ

ここにソウルにお住まいの白善燁氏からいただいた二冊の本があります。一つは『若き将軍の朝鮮戦争　The Korean War』、もう一つは『指揮官の条件　Commanding General's Talk』どちらも草思社です。自筆で「丸山泉先生恵存　二〇〇二年八月十二日　白善燁謹呈」と書かれており私の大切なものです。

白善燁将軍（General Puik, Sun Yup）は一九二〇年朝鮮半島平安南道、今の北朝鮮で生まれ、日本の敗戦時には満州国陸軍中尉、その後、韓国軍旅団参謀長、情報局長、第一師団長、五一年七月より休戦会議の韓国代表をつとめ、参謀総長、韓国軍初の陸軍大将、連合参謀会議議長を歴任。退役後は中華民国大使、フランス大使、カナダ大使、九五年には日本から勲一等瑞宝章が授与されています。韓国の友人たちに白善燁将軍のことを聞けば、「大統領より有名な方です。徳性の方です」と返ってきます。また母国語のほか、英語、日本語、中国語が堪能で、それぞれの歴史に非常に精通しておられます。

私との縁は実に個人的なものです。経歴から閣下とお呼びしています。以前から医師会の旅行で世話になっている旅行社のMさんには親族旅行の世話もお願いしたことがあり、私のことをよく知っています。その彼が白閣下の日本訪問のお世話をやっていました。ある日何気ない話から、閣下が日本にはこんな知人がいるが亡くなってしまったと残念がられ、叔父八尋俊邦の名前を出されたそうです。国策会社の社長として韓国最大の化学プラントを建設する時に、当時三井物産の化学品総括部長をしていた叔父と通産省に交渉に行ったことなどがあり、大変世話になったとおっしゃるのです。その方なら甥御さんが自分と同じ町で病院をやっています。奇遇だと、白閣下は自分の著作を彼に託されたのです。それがこの本です。

私たちは私たちの国の歴史をどれだけ知っているでしょうか。朝鮮戦争特需は知っていても、その歴史的な必然性や日本との強い関わりについて、どれだけ知っているのでしょうか。拉致問題が表に出てから日本の世論はやっと地政学的な私たちの位置、私たちが共有した歴史に関心を持ち始めました。しかし、ワイドショー的な報道のされ方、テレビメディア的なある種のトレンドとしてのあつかいには大いに危惧をいだきます。

白閣下のこれらの著書を読めば、連合国側からの視点とは言え、どのような戦いがあったのか、日本が特需にわいていた時にどれだけの血が流されたのかが分かります。確かな歴史認識のための一級の著作です。

白閣下は矍鑠《かくしゃく》としてご長命です。「時間があれば漢江《ハンガン》の河辺を歩きながら、漢江の水と私達の平野を潤す筑後川の流れが、実は遠いものではないことをもう一度確認したいものです」といただいた本へのお礼の手紙をさしあげたのが始まりでした。

韓国では政権交代とともにいささかエキセントリックと思えるほど歴史への評価が変わります。もちろん人への評価もそうです。白閣下も例外ではありません。そんなことには何もこだわらない温厚で飾らない知識あふれる閣下の会話にはいつも多くを教えられます。歴史を刻んで生きて来た人が持つ大河の流れのようなものを感じます。決して戦歴を勇ましくは話されません。職歴を自慢されません。激戦により戦死したり、負傷したりした将兵の話になると言葉が少なくなるのです。戦争がどのようなものかを知る指揮官の静かな口調です。閣下が孤児達のために作った育児院の話は、ずっと後に人づてに聞きました。

# 陰膳

古くからある久留米のバー「ヴォルガ」のママ笠原愛子さんが九月九日に亡くなられました。新聞各社が報道したのでも分かるように、世話の行き届く名物ママでした。可愛がっていただき、「ちゃんとしたところでお酒は飲むものよ」と、札幌から鹿児島までの、これはと言うママさんの店を紹介していただいたこともありました。人徳と気配りの、そして何でもお出来になる才媛でした。優秀な息子さんは関東で大学教授をなさっています。心残りは長い間看病しておられたご主人のことだったと思います。

相方といっしょにお見舞いに伺って一週間程での訃報でした。直後、ご子息が見え、お別れの会の発起人になることと弔辞を依頼されました。久留米市長さんに続いて弔辞を読ませていただきました。弔辞を公開するなんて変なのですが、お見舞いの後に私に届いた一行の手紙に「泉ちゃん、お先にアーバヨ」と書いたほどの方です。お許しいただけるはずです。

哀悼の気持ちを込めて。

## 弔　辞

お見舞いに伺った時、気丈に振舞っておられたのは十分わかっていましたが、まさかこんなに早くお別れが来るとは残念です。

愛子ママがヴォルガをオープンされたのは一九五七年と聞いております。その年から、私の父がお世話になっていたとすれば、父は不惑の時、私はまだ八つでした。そして約五十年。昭和の最後の年にその父も亡くなりました。結局、二代続けてお世話になりました。ヴォルガから電話があると、一旦は面倒くさそうな顔をして、でもなぜかいそいそと出て行く父を、母と一緒に笑いながらよく送り出したものです。泥酔した父を夜遅く連れ帰っていただいたことも何度もありました。父はそのまま床に入り、それからはママと母とで話が弾んでいましたね。こんなふうに二代、三代続いてお世話になった者はざら、ひょっとすると四代続いての方もいらっしゃるかもしれません。それぞれがヴォルガのドアをいろんな思いで開いたのでしょう。ドアを開くと、そこは越路吹雪と美空ひばり、そしてサザンオールスターズも、笑いと時には涙の混在した所でした。

父が西日本新聞に連載した「月白の道」を一九九八年にＲＫＢの木村栄文さんがテレビの

ために製作した時は、お店のカウンターでママ達に思い出を語っていただきました。ママに準備していただいた父の陰膳も一緒でした。

そう言えば、それからずっと陰膳をありがとうございました。ヴォルガという響きに込められたあの頃の新しい時代への願いが、果たして今どうなのかと問えば甚だ不安ですが、ともかく、あの混乱の時代、この響きには未来に向けての瑞々しさがあったはずです。いささか偏狭な内陸の農民的な久留米人気質が、どれだけヴォルガで修正されたことでしょう。全国からいらっしゃったいろんな方々との出会いの場が、筑後の私たちにどれほど大切であったかは言うまでもありません。重層的で、それでいて決して階層的でない、厚みと深みのあるヴォルガ贔屓の方々を思い浮かべるだけで今も圧倒されてしまいます。そして、その中心にいつもいたママの半世紀。ママでしか出来なかったことなのです。

残念ながら文化という語感さえ今は安っぽくなりました。ママがしっかり守って来られた気位や品性という言葉さえも過去のものになっているのではないかと思ってしまう昨今です。

ママの声が聞こえます。

「しっかりなさい。私もいろんな荷物を背負って確かに生きてきたのだから。しっかりなさい」

酔うほどにさめつつ皆が語り合った場所、そして筑後の文化性の中心。上質であるけれども時に奔放になれた場所。ママなしでは何もなかったのです。

そちらはおそらくママとの再会を祝って歓迎の酒宴の真っ最中ではないのですか。間違いなくそこにいる親父によろしくお伝えください。

長い間ありがとうございました。

平成十七年九月二十七日

丸山　泉

# 優ちゃんのおすもうさん

病院のリハビリテーションセンターの正面の壁に七枚の絵がかかっています。一枚はおすもうさんの絵です。赤い背景に、髷を結い緑色のまわしをはめ、へそを出したおすもうさんが描かれています。数々のドキュメンタリー番組を手がけ、賞取り男とまで言われたRKB毎日放送のプロデューサー、ディレクターである木村栄文さんのお嬢さん、優さんの描いたものです。栄文さんとお呼びしていますので、以下栄文さんと書きます。

水俣病のドキュメント「苦海浄土」や、新聞記者菊竹六鼓の生涯を描いた「記者ありき」、そして閉山を迎えた炭鉱や在日朝鮮人の問題など、栄文さんの全ての作品には、一貫して人間への深い優しさが溢れています。光のあたらぬところでしたたかに生きる人々への共感性は直球ですが余韻が長く続きます。初めてお会いしたのは一九九五年だと記憶しています。後に放送文化基金のドキュメンタリー部門本賞を受賞することになった「月白の道——戦友たちへのレクイエム」の制作に協力することになってからです。

父は一九三九年(昭和十四年)、すでに医師となっていた二十四歳の時、軍医予備員候補者として歩兵四十八連隊に入隊します。数ヶ月の訓練の後一旦除隊し、翌年久留米陸軍病院附き見習い士官として再入隊、すぐ軍医少尉になります。太平洋戦争の開戦時、つまり昭和十六年十二月八日には、所属する部隊はすでに南方海上にありました。坂口兵団の司令部附き軍医として十二月にフィリッピン・ダバオに上陸後、長く過酷な戦地での日々を経て、一九四六年(昭和二十一年)六月八日に浦賀にて故国の土を再び踏み、久留米にもどります。この時すでに三十一歳、七年近い歳月が軍隊と共に過ぎていました。

激戦の地、北ビルマ・ミートキーナの前線で、後に父が『月白の道』で魂の司令官と書いた水上少将が自決され、その遺骨を抱いて雲南省にあった龍部隊司令部まで敵軍を突破します。

軍司令部からの命令に従い敵軍と最終決戦を迎えるには、すでに兵站も途絶え、弾薬も食料も尽き、戦傷だけではなくマラリアなどに罹患する者も多く、戦うことはつまり玉砕を意味することを誰よりも知っている司令官水上少将は、自ら軍命に背き兵に転進命令を出されます。

「ミートキーナ守備隊ノ残存シアル将兵ハ南方へ転進ヲ命ズ」

水上閣下はこの命令を一枚の紙にしたため、上に小石を置き、その場で自害されました。父を含む残存の約七百名の将兵の延命を望まれたのです。

自分と戦友達の戦争を水上閣下の戦争を、二十年以上沈黙していた父は、西日本新聞の連載随筆で一九六九年（昭和四十四年）初めて言葉にしました。

ＲＫＢ毎日放送では昭和五十二年に「月白の道――戦友たちへのレクイエム・軍医丸山豊の記録から」と題したラジオ番組を父の肉声で制作しています。

渡欧中の機上で意識をなくしアラスカ・アンカレジの病院で亡くなる数日前にも父は栄文さんからテレビ番組の取材を受けています。そんなこともあり、栄文さんは『月白の道』をもとに、戦友たちへのレクイエムとしてドキュメンタリー番組を制作されたのだと思います。

どんな世界にも立派に生きておられる方がいらっしゃいます。医師の世界にも、経済、教育、農業、芸能、芸術の世界にも、お会いするたびにその人柄と徳性に敬服する方々です。ここだけは譲れないというものをしっかり持ち続け、立派な作品を世に出されてきた栄文さんも間違いなくその中のお一人です。しかしながら、ガラスのように壊れやすい感性と同居されているようにも思います。数年前ＮＨＫのＥＴＶ特集で「もういちどつくりたい――テレビドキュメンタリスト・木村栄文の世界」が放送されましたが、この番組制作の途中、ＮＨＫの取材で病院でお会いしました。栄文さんはその時すでにパーキンソン病に罹患し戦っておられました。取材の時に交わした言葉はこうです。「泉さん、優のために、優のことを、もう一度作品にしたい」。リハビリテーションセンターの七枚の優さんの絵の前でそうお話しになりました。パーキンソン病のために細く弱くかすれた声でしたが、確かにそうおっしゃいました。

優さんは障害を持ちながらも絵を描くことで命を輝かせました。周囲にたくさんの幸せもふりまかれたそうです。相撲が大好きでした。

おすもうさんの絵を真ん中に、優さんが残してくれた七枚の絵は、リハビリテーションに励む患者さんを毎日癒してくれます。

行き詰りを感じたり、方向を定めかねたりしたときには栄文さんとＲＫＢ毎日放送のスタッフが制作した「月白の道――戦友たちへのレクイエム」のビデオを見ることにしています。不思議に道が定まるのです。

月白の道とは、今まさに月が出ようとしている白みの中に続く一本の道のことです。

# Ⅶ

# 父の話法

つい最近のことです。中学校の還暦記念の同窓会を開きました。当時の福岡学芸大学附属久留米中学校、今の教育大附属久留米中学校の同窓会です。三クラスあって学年の生徒総数約百五十人。残念ながらもう十人を超す友人が他界してしまいました。地元に残っている者が少ないため僕が幹事をやっているのです。遠方からの友も多数参加し、神社で祈願の後、原鶴温泉の山の上に経つ眺望のとてもよい旅館で旧交を温めました。さすがに隠居した者はまだいませんが、孫の話など出ますし、お互いの顔や、すっかり変わってしまった体型を見るたびに流れた歳月を感じます。同級生には霊感商法と戦うＹ弁護士、某省の次の事務次官と言われるＴ君、一流企業の役員は多数、医学部の教授もＮ君、Ｓ君、Ｉ君、Ｊ君と社会的に立派な仕事をしている者が多いのです。名を成した者、そうでない者、皆それぞれの家族とともに頑張ってここまできました。

話すうちに昔が蘇ってきます。それぞれの両親や兄妹のことも思い出すのです。ほとんどが両親共にか、どちらかを亡くしています。君のお母さんには、遊びに行くたびにご馳走してもらった、きれいなお母さんだったね。君のお父さんからは、当時まだ珍しかった自慢のステレオを聴かせてもらったなあ、君の姉さんが持っていたレコード、アメリカンポップスよかったなあ、両親ともに元気なの羨ましいねえ。

還暦の歳になると記憶の中の父も少し変わってきます。記憶が薄れるとともに、妙に断片的な事が蘇って来るのです。父は開業医でそのかたわら詩を書いていました。世間の人は詩のかたわら開業医をしていたと言われますが、そうではありません。しっかりと医者をやっていました。教条的にものを言う人ではありませんでした。だから何気なく聞いたことの方をよく覚えていますし、今考えるとあれは父の間接的な話法だったのだなと思うことが多いのです。それは言葉だけではありません。

こんなこともありました。ほとんど語気を荒げたことがない父が、来客が帰った後、家事の手伝いの女性を叱っているのです。客の残した茶菓子をつまみ食いしているのを父が見てしまったのです。その時はそんなことに何でこんなに叱るのかと思っていましたが今はよく分かります。父は残り物を物陰でこっそり口にするその品性を怒ったのだと思います。食べるものもないような状況ならともかく、その行為で失う彼女の品性を咎めたのでしょう。菓子一つの事ですが、その卑しさを咎めたのでしょう。

こんなこともありました。父の診療所にはいつも四、五人の若い看護婦さんが働いていて、婦長さん以外は全員住み込みでした。中学校を卒業した娘達が見習い看護婦として准看護学校に行きながらの住み込みです。どこの診療所も同じような状況だったはずです。山村や離島からの者がほとんどでした。食事も同じ献立で一緒にとり、同じ風呂に入ります。長く住み込んでいますから当然家族同様になります。ある時期、何度か繰り返して彼女達がお金を盗られ、有床診療所に入院している患者さんにも同様のことが発生しました。近くに交番があって警察官が診療所の若い看護婦さんを目当てにお茶を飲みに来るような、のんびりした時代です。父が知り合いの警察官に頼んで、久留米署からまだ珍しかった嘘発見機を運ばせ家族も含め全員実験台になりました。決して犯人探しではありません。取り留めのないことに、すべていいえと答えて反応をただ見るのです。初めての経験で僕は興味津々です。その後どのように父がこの問題を処理したのかは知りませんが、一人の見習い看護婦がそっと名乗り出たことだけは何となく知っています。同僚も、家族も何事も無かったように、それっきりその事にはふれません。彼女は長く診療所に勤め、今は幸せな家庭を持っています。父の命日に何年もの間お参りに来てくれていたのはその看護婦です。

いつの日でしたか、あの娘は小さい頃から苦労してきたからなあと父がぽつりと漏らしたことを忘れません。

# クルミ市スワン町

長くすさまじい戦地での日々から生還した父は、福岡県久留米市諏訪野町屋敷に内科小児科の診療所を開設することになりました。父の父、つまり僕の祖父もそのまた父親も医者で、祖父は喘息持ちで休診続きの田舎の貧乏医者でした。いつでしたか、谷川俊太郎さんを案内して、本籍地の近くの久留米絣の工房を訪ねたときです。お医者さんやったけど病気がちで貧乏してありましたもんね、と工房の主がおっしゃいます。うれしいような悲しいような気がしました。祖父は久留米の荘島小学校の正門前で開業していたこともあったそうですが、戦前に他界していますから僕は全く知りません。体が弱かったので旅行も侭ならず、自宅浴室の壁に富士山の絵を描かせて悦に入っていたと聞いたことがあります。父がまだ四、五歳の頃、神社に一緒に来た祖父は幼い父を一人置いて物影にこっそり隠れてしばらく観察したところ、父が全く動じないので大変喜んでいたそうです。また、ちょっと変な話ですが、尿コップでも消毒すれば清潔だと、わざとそれで水を飲むような妙な合理性もあったそうです。痔疾を得意としていたので、ひらがなの「ち」をお尻のように書いて点々をつけて看板にしたのは日本で最初だとも聞きましたが、本当かどうかは疑わしいと思っています。こんな祖父は喘息のための薬で寿命を縮め昭和十年二月二十五日に亡くなりました。父が二十歳の時です。

その祖父の友人であった小川先生の子息が医師にならず、先生はしばしば病臥され、戦前に短期間ですが診療の代行をしたこともあったため、患者さんの今後のことを考え復員した父に強く懇願され、先生の診療所を継ぐことになりました。父は相当迷ったようですが、母親、弟の生活もあり決心したと聞きました。また、継ぐといっても隣に新しく自前の診療所を建てるまで多めの家賃を払っていたそうです。

明善中学(今の福岡県立明善高校)時代から、後に美術評論家になる同級生の河北倫明さん達と文芸誌を発行して詩を書いていた早熟な父でした。医師の道を選ばず父親に無断で上京し、早稲田大学第一高等学院仏文科に入学したのは昭和七年のことです。親戚筋の東京小石川の八尋家を訪れた時、後に父と結婚する私の母、八尋閑子は、上京したてに高熱を出し突然転がり込んできた、久留米絣におかっぱ頭の、小柄で少し生意気な青年の足がひどく汚れていたのを今でも忘れないと言っていました。

しばらく早稲田での学生生活と文学活動を続けていましたが、父親が亡くなったために急遽退学し帰郷することになります。おおらかな昔のこと、同年に九州医学専門学校(現久留米大学医学部）に入学し直し医師の道を歩みます。母親と弟の今後の生活のための経済的な理由が大きかったそうです。その後インターン時代に鎌倉材木座の大場病院などで勤務しますが、結局は久留米に戻ってきます。刺激的な東京での文学集団の中に身を置きたかったことは言うまでもありません。医師の道を歩む父のそばにはいつもミューズがいたのです。父の義兄も長崎大学を出た医師でしたが、病気になりその診療所を手伝ってくれる医師がいなかったため、それをきっかけに鎌倉から久留米に戻ることになったのです。

そして招集され軍医として長く南方に行き、あの過酷な戦争を経験します。昭和二十一年、三十一歳の父は浦賀に上陸し、六月八日久留米駅にやっとたどり着きます。実に五年ぶりの故郷です。

久留米市も大規模な空襲に会いました。戦後の焼け野原の中で、昭和二十二年に詩誌『母音《ぼいん》』を創刊し文化の復興に邁進します。その頃久留米市諏訪野町の自宅をクルミ市スワン町と呼んでいたそうです。地方の町でのやるせないぐらいのしがらみや雑事、診療に忙殺される日々、文化どころではない疲弊した人の心、なんの変哲もない路地にある我が家とその診療所の場所をクルミ市スワン町と父は呼んだのです。父の文章の中にふるさとを憎めという一行がありま す。ふるさとのしがらみや血縁や秩序は、どっぷりつかると安全安心の場所でもあるのです。安寧はともすれば戦争の不条理さえ忘れさせます。

# 日記を開く

父が亡くなったのは平成元年八月です。欧州旅行の往路での突然の他界でしたので、気持ちの整理のつかないまま病院の継承とかを粛々とこなしていくしかありませんでした。多くの患者さんを診て来ていますからその辛さもよく分かっているのですが、普通に看病して見送ることができたならと今でも思います。でも、もっと残酷な形で別れを強いられた人もいるのですからこれでよいのでしょう。

主のいなくなった書斎は、しばらくの間閉ざされたままになっていました。少なくとも五年間はそのままにしていたと思います。もちろん、父の関係の行事がある時に資料探しに入ることはありましたが、使い込まれた革製の往診鞄も、象牙の聴診器も、古い医学書も、父の字で書きかけになったままの小さな黒板も消さずに、そのままにしておいたのです。実を言うと『月白の道』以外、父の書いたものを人に話すほどしっかり読んだことはありません。数年前に父の蔵書をすべて父の母校である久留米大学の図書館に寄贈しましたが、父のことは僕の代までにしたいという気持ちがあったからです。けれども、日記だけはそのまま自宅に残っています。福岡県詩人会がしばらく続けておられた、父の一篇の詩にちなんだ白鳥忌という集まりの席で、幾つかの日記のなかみを紹介したことはありました。それでも断片的にしか読むことができず、日記は閉じたままでした。

父親の日記を見るという作業は、子供にとっては触れてはならぬものに触れるようで、そして何か気恥ずかしく、距離を置いて読むことが出来ないだけに躊躇してしまうのです。早いものです。躊躇を続けているうちに僕は六十歳になってしまいました。これ以上引き延ばすことはできません。父が書き留めた戦前の二冊の日記、そして亡くなるまで続いた戦後の二十数冊の日記を開くことにしたのです。大方の人たちと一緒だと思いますが、一日たりとも欠かさず厳格に日記をつけてはいません。年々の正月の意気込みは文面からも伝わるのですが、それが数ヶ月で終っていることもあれば、大晦日までまがりなりにも続いた年もあります。残念なことは、僕が生まれた昭和二十四年、そして二十五年の日記が見当たらないことです。医業に文化活動に詩作に、そして生まれたばかりの僕を含めた三人の子供たちとの生活が多忙であったためだろうと勝手に解釈しています。

僕の名前が父の日記に登場するのは昭和二十六年の一月二十五日です。「泉発熱」とだけ書かれています。次に登場するのは三月二十五日、「上京。同伴するもの、妻、玲子、径子、泉、とみ」。とみとは僕が生まれたその日にやって来たお手伝いさんの名前です。昭和二十七年九月五日、「荒尾高校校歌の依頼を受けて荒尾市に行く。駅長、校長、商工課長と一緒に市内見物。炭住風景には一驚する。夕暮れて、バスで立願寺へ。泉がお伴である。石川荘に一泊する」。これが父と僕との、と言ってもまだおもりが必要な年令ですが、初めての二人旅です。それから、ありとあらゆる所に僕は同行しています。相変わらず病気も多く、三度ほど大病とか急変と書かれています。ごく普通の家庭生活の合間に父が詩作を続けたことがよく分かります。でも、僕の記憶はまだありません。

昭和二十八年十二月二十八日、暮れも押し迫った日に、「せき子、かねが足りないとて　きゅうきゅう言っている　年末感情にあふれて大いによろしい」。母の苦労が手に取るようです。病気を繰り返しながらも僕はなんとか当たり前に成長しました。昭和二十九年の八月十四日、父の文学仲間「母音」グループの森崎和江さんや平野さん、児玉さんなどと耳納山系の小さな山、かぶと山にキャンプに行ったことが書かれています。このあたりから僕はかすかに記憶しています。翌日の朝十時頃、遅れて松永伍一さんが登山してきたとも書いてあります。長ぐつをはいていた松永さんの姿を少し覚えています。

昭和三十四年一月一日、「あったかい元日である。ひるから泉を連れて太宰府にゆく。泉といっしょにウェーブコースターにのる。この速度のように、泉よ、勇気のある男に成長せよ。破魔弓一本を買ってやる……」。昭和三十五年七月二日、「泉も何かとすねやすくなる。多少女性的。きながく矯正の要あり」。恥ずかしいことですが父の願いです。
昭和四十二年、僕が十八歳になったばかりの時、こう書いています。

「泉への言葉
一、正義とはいえ、ここでそのために戦闘的である必要がないと見るときは、つまり協調の余地があるときは協調しなさい。
一、ここでは正義のために、はっきり行動すべきであると判断したときは、勇敢であり清潔であること。
つねに正義をもとめなさい。独善的でない正義をもとめなさい。
一、愛への男らしい意志をもちなさい」

十二月三十一日大晦日の日記です。新しい年を迎える時に、「もっと書き、もっと読み、もっと旅をしよう」と締めくくっています。
個人的な日記を、しかも父が僕に残してくれた言葉を人様に披露することになるとは考えもしませんでした。けれども、六十歳になると、実に個人的なことが、実は普遍的なことであることに気付くのです。そして、永遠は死にあるものではなく、間違いなくその生にあるとも思います。父の日記は断続的で決して継続的ではありませんし、手元に残る二十数冊の日記はそれぞれ、空白と余白を残しています。そこに父の生の永遠が書かれているように感じます。まだ全部を読み終えてはいません。少し距離を置くことができるこの齢になったからこそ、行間に秘められたものが分かるのです。

# 母の結婚

父が母と一緒になったのは終戦後です。

やっとの思いで日本に帰ってきた父は、久留米市諏訪野町で開業していた小川医院の老院長が病気がちのため、後をやってくれと強く乞われて医院を継ぐことになりました。

戦地での五年間を経て父もすでに三十を超えていましたので、心配した義兄が世話をして母と結婚することになります。結婚といっても戦後の物がない時代です。最初に買ったのが掛け時計で、壁の時計を見てとても嬉しかったとよく聞かされました。何の装飾もない振り子の掛け時計はしばらく我が家の食堂で時をきざんでいました。

母は昭和十五年十二月に一度結婚しています。東京女学館を卒業してすぐのことです。大東亜戦争の開戦はそれからほぼ一年後の昭和十六年十二月八日です。満州国の独立、日中戦争とどうしようもない不安が世の中を覆っていた時です。真珠湾攻撃の年に女の子が生まれます。

上の姉玲子です。生まれてすぐ母の最初の夫、福井の医者の家に生まれ慈恵医大を出た医師三夫さんは招集されます。もともと母の実家、八尋家と丸山家は親戚でしたので、父が早稲田の仏文に通っている時に、母の兄の友人であった三夫さんとも小石川にあった八尋宅で、何度か顔を合わせていたそうです。

三夫さんは招集されたきり故国の土を踏まないまま、若い妻と幼子を残しレイテ島で亡くなります。軍発表による戦死の日は昭和十九年十二月十日になっていますが定かではありません。マッカーサーがレイテ島に上陸したのが同じ月の二十三日で、それから二十万余におよぶ戦力の米軍とのすさまじい戦いが始まり、もちろん米軍にも多くの犠牲者を出しますが、日本軍の数万の将兵はほぼ全滅します。そして、その中の一人が母の前夫であることだけは間違いないのです。母は二十二歳で一人娘を抱え戦争未亡人になったのです。そして、天皇によるポツダム宣言受諾の玉音放送が流れたのは昭和二十年八月十五日です。

当時、戦争未亡人たるもの再婚なんてという風潮が世の中にはありましたが、父の義兄でかつ母の叔父にもなる医師中島安賢の仲介で母は父と再婚し、一人娘を連れて遠い久留米に移り住むことになります。その後、姉径子、次に僕が生まれ、父の母親とともに六人家族の生活です。母が初めて久留米駅に降り立った時、死んだような町だと不安に感じたそうです。

上の姉とは九歳離れていますが、母が再婚で父親が違うことは全く知らないまま僕は小学校高学年になります。小学校六年生の時でした。父親がともに医者で、彼の父親は俳句を僕の父親は詩を書いていたこともあり、家族付き合いをしていた同級の石田秀樹君が、附属小学校へ行くスクールバスの中でこう言うのです。君は知らんやろうけど、玲子姉さんと君は父親が違うとよ。初めて聞いた話で想像もしていませんでしたが、なぜかすんなりと納得し、母が気を使うだろうからと、このことは自分が成人するまで黙っておくことを心に決めました。と言ってもそんな大げさな覚悟ではありません、勝手な子供の思い込みです。ただ、バスの中での場景は今でもはっきりと覚えています。後で話したら下の姉は姉で何かでこのことを知ったのですが、同じことを考えていて同じように黙っていたそうです。

ともかく家族の中でそんな話が出ることもなく思春期を迎えた頃、父の書斎に入り込んで父の書いたものをいろいろ読むうちに、これが事実であることを確認したのです。二十歳の誕生日に僕知ってたよと母に話したのも、もうどうでも良いことだったのですが、ただの自分のけじめでした。母も「そうだったの」で終わりです。父の書斎には数千冊の書籍や画集等があり、時々もぐり込んでは読んだり見たりしたものです。そう言えば問題になった伊藤整訳の『チャタレイ夫人の恋人』もありました。

晩年母は乳がんにはじまりいくつかの大病をします。気丈に乗り越えてきましたが、七十五歳で他界します。亡くなる数ヶ月前、NHKのドキュメンタリーでレイテ特集の映像が流れた時です。あっ、三夫さんが写っている、間違いない。僕は見ていないのですが、後日親戚に頼んでビデオを入手したところ、やはり間違いなかったと聞いています。遅い再会です。こんなことも話してくれました、出征する前の晩、三夫さんは母にこう言ったそうです。しっかり目に焼き付けて戦地に向かいたいので窓際の明るいところに裸で立ってよく見せてくれと。これが最後になりました。こんな別れが日常的に続いていた時代です。

幸いにも、母は、再婚した僕の父と前夫と二人に愛されました。危篤状態になってからは、その二人が母の記憶の中で時折ごちゃ混ぜになっていて姉達と笑ってしまいましたが、それが僕たち子供三人にとっては一番嬉しいことでもありました。互いに戦争の影を背負って生きてきた父と母、生きることの出来なかった母の前夫、今になって、それぞれの悲しみの量がいかに大きかったかを感じることができます。

久留米に住み始めた頃、東京で育ちそれなりに裕福な娘時代を送った母は、レースの布が前に垂れた帽子をかぶり、肘までの同じレースの手袋をして、深いお辞儀も出来なかったので、近所の方や患者さんからたくさんのご注進にあずかったそうです。すぐに誰も使わないような筑後弁の達人になり、孫達からは飾らぬ性格を「そのまんませきこ」とあだ名されていました。そんな母のおおらかさが、天性のものだったか深い悲しみのはてに得た楽天性であったのか分かりません。

父と母は壊れやすいガラス細工の球体のようなものを抱きながら、戦後を生き続けたのではないでしょうか。これだけは間違いないと思うのです。

# ネアカのびのびへこたれず

母の旧姓は八尋、兄は俊邦といいます。母は六人兄妹です。この伯父がなかなか魅力的な人で僕は大変可愛がってもらいました。戦後すぐ、三井物産の社員としてタイに駐在していた時にゴムの相場の読み間違いで会社に大損をさせてしまい、一度降格の憂き目にあったような人です。母から聞いたのですが、名前を言えば誰でも知っている昭和の伝説的な大女優に結婚を申し込んだこともあったそうです。生来の明るい性格で降格にもめげず石油化学畑を歩み、あのホメイニ革命前のパーレビ国王時代のイラン・バンダルシャプールにＩＪＰＣ（イラン・ジャパン・ペトロリアム・カンパニー）を立ち上げその責任者となりました。一兆円近くになろうかとする、社運と日本の経済の今後を懸けた巨大プロジェクトでしたが完成を間近にして革命に曝され、いくつもの銃弾を受けプラントから撤退せざるを得ませんでした。石油化学プラントには一個の銃弾による傷も安全管理上許されないのです。また、政情の安定化が見通せないことも理由ではなかったのでしょうか。まだ建設中、プラントで働く従業員のための日本人医師がいないので、お前行かないかと誘われたこともありました。今はフランスかどこかの援助でプラントは稼働していると聞いています。

撤退に対して日本国からの数千億の保険が降りるか降りないかという時、銀座のママとあの全盛期の写真週刊誌「フォーカス」にフォーカスされ、当時の通産大臣田中六助氏に呼び出されこっぴどく叱られたこともありました。また、田中角栄氏の派閥が竹下派に変わるときの裏話も聞いたことがあります。もう時効でしょう。僕の結婚式にもう一人の伯父と一緒に出席してくれました。バッハの研究家でもあった下の伯父が披露宴でピアノを弾いてくれました。兄弟二人が同時に一部上場の会社、三井物産と日本製粉の社長に就任した時には、前例がなかったので大きく報道されました。結婚式のちょうどその日に伯父がデカデカと載った「フォーカス」が全国で発売され、皆でそれを冷やかしたことを覚えています。この伯父にかわいがられたのは、伯父夫婦には男の子供がおらず一人娘しかいなかったことや、親戚に医者が多く、伯父が一度は医者になろうと医学部受験をしたこともあったからだと思います。俺はばっさりと切る外科医になりたかったんだとよく言っていました。自分の体のことをまだ医師の卵である僕によく相談してくれました。本社診療所の医師、三井記念病院や聖路加国際病院の主治医の言うことも全く聞こうとせず困り果てた伯母に頼まれ、ペースメーカー挿入をすべきと、大手町の廊下にアンリ・ルソーの絵の掛かった本社社長室まで説得に行ったこともありました。帰りには体調が良くないのに地下駐車場まで降りて見送ってくれる、そんな伯父には学ぶ所が多くありました。

伯父のモットーは「ネアカのびのびへこたれず」でした。ゴルフも好きでフォームに反動があり、それがあまりにも特徴的で、財界では明治の大砲と呼ばれたそうです。麻雀も好きでした。残念ですがゴルフも麻雀も僕はやらないので、そちらの教えは受けることができませんでした。本人曰く、小学校の時は昼行灯と言われたくらいおっとりとした性格だったようで、もともと動じない性格なのでしょうが、三井物産本体の浮沈までかかったＩＪＰＣの幕引きを必死でやっていたときもネアカのびのびへこたれずでした。このままでは会社がどうなるか分からん、なんとかせんといかん、前に進むしかないんだ。窮地に陥ったときはとにかく体を揺さぶり続けること、揺さぶり続けていると突破口が必ず開かれる。じっとしていてはだめだ。また、友人がいかに大切であるか、財界、政界、芸能界、芸術家など多彩な交友のあった伯父に学びました。ネアカのびのびだったけれど、気配りの伯父にいろんなことを教えられました。

伯父はその後会長、最高顧問となり、脳梗塞を患い八十六歳で天寿を全うしました。伯父の最期は僕の病院でした。最期まで伯母とその一人娘がつきっきりで看病し伯父を看取ることが出来たことは、悲しいけれど今は幸せの記憶です。ちなみに僕の母親は関子といいます。関子おばあちゃんを孫達は「そのまんませきこ」と呼んでいました。おおらかで、明るくて、隠し事の嫌いな母と伯父はよく似ていました。さて誰がその血を受け継いでいるのか。

# あの日

父が姉二人と孫一人をつれて北回り便がまだアンカレジ経由の時ヨーロッパに向かったのは一九八九年の八月です。父にとっては初めてのヨーロッパ旅行です。懇意にしている北九州出身でパリ在住の田淵安一画伯に会うことも約束して、楽しみにして出発したのです。アンカレジの一時間半くらい手前の機上で急に意識を失いそのまま救急車でアンカレジ・プロビデンス病院に運ばれ、そこでの治療もかなわず亡くなりました。母は心臓病を患っていたので僕の家族とともに居残りをしていました。アンカレジの姉からの深夜の電話が第一報でした。危篤なの、すぐ来て。ちょうどパスポートが切れていた僕は、知人の力を借り急遽翌日にパスポートを発行してもらいアンカレジに向かいました。

成田を出る時に、プロビデンス病院の担当の女医さんから予後が不良であることなどを電話で聞き、延命措置についてはこう答えていました。回復の可能性がないなら僕の到着を待つ必要はありません。僕は無理して挿管して延命するむなしさも多少分かっていました。成田を出発して機上で今後のことなどいろいろ考えている時に、父は七十四歳の生涯を終えました。アンカレジに着いた僕は父がすでに亡くなったことを知り、病院の医師から死亡に至る病状の経過説明を受け、支払いと幾つかの書類に確認のサインをし、現地でお世話になった日本領事館の方々と日本航空の現地スタッフに挨拶回りをして、数時間の滞在で帰国しました。父の棺は貨物便で別途日本に搬送されることになりました。先に帰国した僕は福岡空港に着く棺を迎えることになったのです。

この時のことです。姉からの第一報を受けた僕は狭心症を持つ母には状況の深刻さを伝えないことにしました。向こうで入院したけれども大丈夫、とにかく行ってみるから。そしてアンカレジで父の死を確認した後も母にはそのことは伝えずにおきました。僕がアンカレジから父の棺より先に帰って数時間後のことです、文学の世界で詩人として少しばかり仕事をしていたので、NHKのニュースで父の死が報道されてしまったのです。そして、母はそのニュースで父の死を知ることになりました。戦中戦後を生き抜いてきた母のことです、さすがに気丈でした。しばらくは泣いていましたが覚悟を決めたようです。

NHKのニュースと同時に新聞社等のマスコミの取材が多くなりました。実は僕が帰国して福岡空港に着いた時も数社の記者さんが待ち構えていて確認の取材を受けたのです。いくら気丈だとはいえ、行ってらっしゃいと見送った元気な夫を突然亡くしてしまった母ですから、取材だけはお断りしていました。こんな時、西日本新聞の久留米総局長をしておられた井上英夫さんと激しくやり合ったのです。もともと父と懇意にされていた井上総局長は、熱情家で時に沸騰したお湯の入ったやかんのようになる方でした。筋の通らないことは大嫌いですがきわめて人情家です。その方が我が家の玄関にお見えになり大声で直談判されるのです。「奥様に会わせてください」と。僕は僕でそれはなりませんとお断りします。執拗に総局長は訴えられます。新聞社としての仕事でしょうが僕は母親を守りますと答えます。さすがに記者です、あきらめません。あげくの果て、豊先生はあんただけのもんじゃないとおっしゃいます。西日本文化賞をいただいたり、投稿詩の選者を長くやっていたり、西日本新聞社と父は縁浅からぬ関係です。そのこともあり他社に抜かれては困ると思われたのかもしれません。でも今考えると違ったようです。総局長は父と何度も杯を酌み交わしたことで、自分が書かないで誰に書かせるかという強い思いがあったのでしょう。

そのこともあり父のいなくなった後も長くお付き合いが続きました。その井上さんが今年の二月父とほぼ同じ歳七十三歳にて永眠されました。数日前に来た、喪中につき新年のご挨拶は……から始まるご家族からの葉書に手書きでこう添えてありました。「大変お世話になりました。父上と同じ霊園で楽しく話し合っていることでしょう」。総局長のお墓が父と同じところ福岡中央霊園にあるのを初めて知りました。次の墓参りにはもう一ヶ所ご挨拶するところが増えました。

# 桃源

ツルを見に行くぞ。暮れも押し迫ったある日、父が言います。鹿児島県出水平野に飛来するツルを見に行きたいと言うのです。

毎年数千羽を超すツルが越冬する事で知られている出水平野までは相当な時間がかかります。まだ高速道路が植木インターまでしか開通していない時です。僕は医学生、運転手兼書生の古賀忠昭さんが運転して父と母を乗せ、真夜中に久留米を出発して出水平野に向かいました。僕はツルなんか見てもと行きませんでした。

平成元年、昭和の最後の年に父が亡くなった翌年だったと思います。ある冬の朝、ふと僕も飛来するツルの大群を見たくなり、相方と子供達を乗せて今度は高速九州道を通っての往復です。出水平野に着くとあちこちに幾つかの種類のツルが餌を啄んでいます。ツルの種類なんて分かりませんし双眼鏡も置いてきましたから、どれがナベヅルでどれがマナヅルかはっきりしません。ただ大きいツルと比較的小さなツル、少し柄の違うツルが仲良く同居しています。この出水平野になぜこれだけ多くのツルが集まるのか渡り鳥の習性は不思議です。なんでも南北朝鮮の間に帯状に広がる軍事境界線での米韓合同軍事演習が始まってから飛来数が急に増えたそうです。演習の騒音を逃れて来たのではないかと考えられています。啄むのを休んで時々聞く事のできるツルの鳴き声は、垂直に天空に向けて上っていきます。凛としたものを感じるのは渡りの過酷さのためだと思います。

福岡の出版社創言社から出した、『月白《つきしろ》の道《みち》』という南方戦線の体験を書いた父の著作があります。戦後、父は戦争についてはほとんど語っていません。戦争の壮絶さや不条理もそうですが、平和についても多くを語っていません。西日本新聞に五十回の連載で昭和四十四年に執筆したもので、初めて父は父の戦争について公に語りました。それを一冊にまとめたものが『月白の道』です。その中に「桃源」という一章があります。戦地ビルマ、現ミャンマーの騰越《トウエツ》についてこう書いています。

学生のころ、雲南省の名をなにかの本で読んだことがあった。それがなんであったかわからず、原隊へ復帰してみてはじめてその書籍を思い出した。パール・バックの本である。彼女のある短編小説に雲南省がでてくる。航空機だけが交通するところ、山賊がわがもの顔に出没する奥地として。

戦争のため中国が公路をつくり、日本軍が軍用道路をひらき、どうやら雲南省に軍隊の自動車がかようようになったが、それがよほどめずらしいらしく、駐軍のたびにおびただしい見物人が集まってくる。トウエツの英国領事は、小説にあるとおり、ラングーンへの往復をもっぱら航空機にたよっていた。領事館には一台のピアノがとり残されていたが、これはラングーン港に荷揚げされたのち、ビルマの炎暑を牛車の力をかりて縦断し、国境からトウエツまでは、さらに原始的に人の力だけではこんだそうである。

トウエツは、山また山を越えてきたあとで、とつぜんわが眼をうたがうばかりにひらけてくる桃源郷である。水田・林・水車・廟《びょう》・女学校・露天市などの、なごやかな配置の中央に、おもむきのある城壁が各辺およそ一キロの方形をつくり、その内部が城内町、外方が城外町である。城は東西南北それぞれに一つのがんじょうな城門をもち、西門の近くに、石造のヨーロッパ風の領事館がある。それが私たちの司令部であった。

東門のかたわらには、張という長崎医大卒の医師がいた。夫人は長崎生まれの日本人ということであったが、なぜかそれをかくすかたむきがあった。この家には、張氏じまんの水洗便所があった。

気候はまさに日本とおなじ。冬は風花が舞い、ひえびえとした北の空に雪の峰峰がきらめいた。春は梅から桃へと美しさを競い、李氏の実験植物園では、日本の桜もほころびた。夏になると、ケシやボタンの花ざかり、水のにおいのするところでは、ホタルが童話のような灯をつけた。
しかし何よりも、私たちが眼の驕《おご》りとしたのは、野鳥のゆたかさである。ツバメ・オシドリ・カモ・ツルそしてキジ。

雉子翔《きぎすた》ちぬ夕日の茅の繁揺《しじ》りて
雉子翔ちいささ群竹夕暮るる

野をあるき丘へのぼり、キジの親子を見つけてはつれづれの銃をうった。獲物《えもの》を手にさげたとき、そのあたたかみからふっと悲哀がわいてきたりした。

日は沈むすでに冷えたる雉《きじ》の胸

ツルは、空をおおいつくすばかりに群れてとんだ。への字、Lの字、一の字といろいろなかたちを典雅にえがき変えながら、血をはくようなかたい鳴き声で呼び合っていた。いずれ訪れる、日本軍のすさまじい最期を、老子のいう玄の力で予感していたのかもしれない。
出水平野に越冬するツルを見に行った父の気持ちが、同じ平野に立ち初めて分かりました。『月白の道』を何度読み返したことでしょう。読むたびに父と父の戦友達が私たちに託したものがはっきりとしてくるのです。

# 相方との出会い

僕は運命論者でも宿命論者でもありません。でもこのことばかりはただの偶然とは思えないのです。研修医を終え大学病院で働いていた二十七歳の時のことです。働いたといってもただ忙しいだけの完全無給医局員でした。二年先輩の循環器内科のA先生とは感性も似ており仲が良かったのでよく会っていました。その彼がどうも失恋したらしく毎日のように諏訪野町の我が家にやってきては、僕より先に母が作ってくれた夕食を食べて僕の部屋で寝ているような状況が続きました。母もわきまえたもので、そのうち毎日一食余分に夕食を準備しておくようになりました。

そんなことが一ヶ月ぐらい続いたので、これは相当深刻だな、どこか旅行でも行こうかということになりました。こんな時は常夏の島ハワイです。日本航空系のパックツアーのジャルパックに申し込みました。夏休みのことです。例のようにお決まりの観光コースをオアフ島で楽しみ、一日はレンタカーで島内をまわることにしました。近くで見かけたレンタカーのオフィスに行って、どうせ乗るならここはアメリカ、でかい車がいいとシボレーを借りることにして彼がレンタカーの事務所で手続きしました。しばらくして車が運ばれて来ました。なんとシボレーではありません。この国ではごく小型車のスバルです。シボレー、シュボレー、シュボレ、シュバル、スバル、スバル。何段活用かは知りませんが発音が悪かったようです。今更交換も面倒なのでブツブツ言い合いながら、そのまま二人はスバルでの島一周を楽しみました。

翌日です。オプショナルツアーでカウアイ島に向かいました。飛行場からの少人数のツアーは女の子三人組と一緒です。その他、おばあさんとその孫のハープを習っているというお嬢さん以外は覚えていません。ハワイアンウェディングソングで有名なシダの洞窟の観光などをして、エルヴィス・プレスリーの主演映画「ブルーハワイ」で有名になった広いヤシ林を持つリゾートホテル、ココ・パルムスで休憩です。当方は独身男性二人、一人はまさに失恋直後です。声をかけない訳にはいきません。三人娘に声をかけ一緒に写真を撮ることにしました。今ほどずうずうしくなく相手の素性を聞くこともできないまま、どこから来たかも知らずにツアーは続きました。聞いてないのですから撮った写真を送ることも約束していないし、当然送り先も分からないのです。丸一日のカウアイ島観光を終え、オアフ島に戻り翌々日に帰国しました。

それから五年近く経って相方と僕は結婚しました。完全な見合い結婚です。所属していた第二内科の独身会の会長さんが、やや高齢となり、もはや役の重みに耐えられないと後継者を探していると聞き、次の次くらいに控える僕にお鉢が回らぬうちにと焦っていたのです。結婚の世話をなさる方が持ってきてくださった、京都清水の三年坂の階段のところで大きいヴィトンのバッグを前に持った彼女の写真を一目で気に入り、博多駅前の都ホテルで見合いし結婚したのです。お嬢様お一人で来られますから先生もお一人で気楽に、と聞いていたのに、お嬢様は都ホテルに母親と現れ、話が違うとその日は母親と一言も話さなかった僕に、後の義理の母は最悪の印象を持ったそうです。でも第一印象とは不思議なもので、本人同士は迷い無く結婚を決めました。

結婚生活を始めて数ヶ月経ったときです。二階で僕の写真アルバムを見ていた新妻が突拍子もない大声を出すのが聞こえます。一階にいた僕は何事かと二階に急いで上がってみました。あなたと私が写ってる。何を言っているのか分かりません。相方が指差します。これ、この写真。よく見るとA先生と一緒に行ったジャルパック・ハワイ旅行の大きめの記念集合写真です。確かに僕はそこに写っています。指差すところをよく見ると、僕、そして間に知らない人一人おいて、その横に相方が写っているではありませんか。なぜ。話を聞いてみると早稲田大学の一年生の時、従姉妹と三人で東京出発のハワイ旅行に参加したと言うのです。大急ぎでその頃のスナップ写真を調べてみました。そのうちの一枚にA先生が向こう側に走っている後ろ向きの写真があります。なんとその奥に三人のお嬢さん方、そしてそのうちの一人の肩に僕は手を回しています。そしてその肩に手の乗った娘さんは間違いなく今の相方です。

写真を見て思い出しました。あの写真です。A先生がオートシャッターで三人組と僕らの写真を撮ろうとスタートボタンを押して、合流しようとしたのに間に合わなかった写真です。ココ・パルムスの広いヤシ林に距離感を計り間違えた結果です。

見合い結婚する五年前の小さな写真の中で、僕は相方の肩に手を回し相方もすました顔で写っています。このことばかりは偶然といって済ますことはできません。

夫婦間で気まずくなった時にはこの写真を見るのです。

# 姉には頭が上がらない

僕には二人の姉がいます。一人は年の離れた姉玲子、もう一人が学年で言うと二学年、年齢で言うと時々一歳違いになる姉径子です。ずっと、れいちゃん、けいちゃんと呼んでいます。小学校では、けいちゃんが先に卒業するまでほとんど毎日一緒に通学していました。業績不振で閉鎖してしまった久留米市の井筒屋デパートは、当時旭屋デパートという名でした。その真向かいにある、日本で何番目かに古いルーテル教会に併設した日善幼稚園から学芸大学附属久留米小学校に進みましたので、ずっとバス通学です。年がら年中ほとんど一緒でした。開業医の奥さんというのは結構忙しいもので、母もあまり構うことはできず、その分姉達が僕の世話をしていました。

自宅校区の小学校の前に童女木池《どうめきいけ》という大きな農業用のため池があり、そこから農業用水路に流れ出るところは、なだらかに傾斜した二メートル幅くらいのコンクリート打ちになっていて、その流れに網を構えて待っているとエビやメダカやザリガニやドンポと呼んでいた小さなハゼ科の魚などが取れるのです。近所に同級生の少ない僕は、いつも横の小学校の子供達が遊んでいるのを見ているだけでした。そのほんの横にマツオ理髪店がありました。子息の代になりもっとにぎやかな国道沿いに移転しているのですが、あの頃近くの人はほとんどこのマツオ理髪店か西鉄久留米駅近くにあるK理髪店に行っていました。マツオ理髪店の主人が父の診療所の患者さんでもあったので僕はずっとそこで散髪です。散髪に連れて行くのは姉の係です。

ある日のことです。いつものように散髪台に乗った僕はまだ幼稚園。やっとおねしょをしなくなった頃。途中でウンチを我慢できなくなり、かと言って母親や姉以外にウンチがしたいと言ったこともありませんし、とても恥ずかしくて口が裂けても言えません。ハサミを持った白衣の主人はいろいろ話しかけながらチョッキンチョッキン散髪を進めています。姉は僕を送り届けて家に戻っています。そのうち我慢は限界に達しました。散髪台に座ったまま全部出してしまったのです、というか出してしまったのです。他の会話はまったく覚えていませんが、散髪屋のご主人の一言だけ今もトラウマのように残っています。「ぼっちゃん、なんかにおうね、臭かねえ」。後は泣くしかありません。

散髪台からどうやって降ろされたのかは覚えていませんが、次に記憶にあるのは、姉がやってきて隣のメダカやザリガニやエビが取れるため池から農業用水の出てくるところの傾斜に立たされ、パンツを脱がされ、洗ってもらったことです。それと姉も泣いていたこと。一緒に泣きながら手をつないで帰ったのでしょう。それからその床屋に行くのは恥ずかしかったのですが、そこしか行き道を知らないものですからずっと通っていました。三十歳くらいまでずっと通っていたのです。その間ご主人は一言もその話をしませんでした。感謝に堪えません。マツオ理髪店もご主人が亡くなり今は息子さんがやっています。僕も今は福岡まで行って散髪です。

姉にはいろいろ世話になったのですが、今もって頭が上がりません。

# とみさん

昭和二十四年十二月四日の日中の午後、僕は久留米市諏訪野町で生まれました。産湯につかって体を洗ってもらっているちょうどその時、とみさんは我が家にやってきました。母の東京女学館以来の友人である木谷さんからの紹介で、東京から夜行列車に乗って、一人ではるばる久留米にやって来たのです。もともとの生まれは富山で双子だったそうです。母から聞いた話では、当時北陸ではまだ双子の子を忌み嫌う風習が残っていたようで、養女に出されていたとみさんを木谷さんがお手伝いとして紹介されたのです。双子のもう一人は、女性としてキャリアを積んでまったく違う生活をされていると聞いた事があります。本当の親ともほとんど音信不通になってとみさんは貧しい環境で育ったのです。

我が家に着くやいなや荷物を置いて僕の産湯を手伝ったとよく本人から聞かされていました。生まれた日から僕の世話をしてきた事が自慢だったようです。開業医の奥さんというのは今も昔も忙しく、食事の世話、掃除、洗濯を母と分担しながら、僕の世話もしてくれました。残念ながら、とみさんは教育を受ける機会に恵まれなかったため読み書きが出来ませんでした。母があいうえおから全部教えましたが、豆腐を「おとっぷ」と書いたりしていました。

幼い僕をお風呂に入れる時、二度ばかり湯船で寝てしまったとみさんのおかげで、僕まで溺れそうになったことがあったそうです。頭は人一倍大きく、ずんぐりして、どうみても可愛くなかった僕を背負い近所を散歩する時など、大きいお子さんですねとは言うものの誰も可愛いと言わないのを、とみさんは不満に思っていたとも聞きました。ともかく、僕を実の子供のように育ててくれました。昔で言うなら乳母でしょうが、お乳はもらっていません。とみさんは計算も苦手で、そんなとみさんが育てたから、僕は伸び悩んだと後年よく笑い話で話したものです。

とみさんは今、石川県で小さな旅館の奥さんになっていますが、経済的にきびしかった頃、母に教わったポテトコロッケを店先で売ったところ評判になり感謝していますと母に来た手紙を覚えています。とみさんは僕が小学校高学年になった時に暇をもらうことになりました。その時、僕が大きくなったらとみさんにはタンスを買ってやると約束していたのです。なぜタンスになったのか覚えていません。

僕が四十歳を超えた時、とみさんから突然電話がありました。九州に来ると言うのです。たった一日でしたが我が家に泊まり、とみさんはまた帰っていきました。黒かった髪も真っ白になっていましたが丸ぶちの眼鏡を相変わらずかけていました。なんでも娘がとある問題の多い新興宗教にはまり込んでしまって、それを悩み母に話したかったようです。どうすることも出来ませんが、とみさんは母に話して少し気持ちが楽になったのでしょう。お土産をたくさん抱えて帰りました。タンスはすでに立派なものがあるようですから僕はタンスの代わりにと幾分かのお礼を渡しました。これまでの感謝の気持ちです。

人と人との関係はおもしろいものです。毎日会っていてもいつまでも何の思いも起きない事もあります。反対に二十年に一回の連絡でもしっかり思い合っていることもあるのです。平成八年十一月三日に母が亡くなった事をとみさんに知らせた時、ひらがなの多い、どうみてもうまいとは言えない字で書かれた母への感謝の手紙が届きました。母の霊前に置きました。封書の裏には外美子と小さい字ですがまっすぐに書かれていました。

# 猫バス通園

幼稚園に通った日々を思い出そうとしてもまとまった記憶はほとんどありません。「大きな大根」の劇の練習や、ルーテル教会のクリスマス会、優しかった市妙先生のことなどが断片的にはあるものの、もともと記憶力のよくない僕のことです。思い出そうとしても、心象の中でのおぼろげな甘い母親の香りのようなものしか残っていないのです。その頃は今と違い、久留米はもっと静かで、トトロの猫バスのような車体前方のエンジン部分が出っ張っている古い型の西鉄バスに乗って通っていました。運転手さんも顔なじみが多く、近所に住む橋本のおじさんがたまたま運転していたりするのです。確実な人に囲まれて安心しての通園です。もちろん、ワンマンバスではなく、ちゃんと車掌さんが同乗していました。

諏訪野町五丁目(今の税務署前)からバスに乗って西鉄久留米駅へ行く途中に西鉄福岡・大牟田線の踏み切りがありました。今のような高架線ではなく遮断機の上がるのをゆっくり待たねばなりません、岩田屋デパートができたのはずっと後です。駅前のロータリーに面して鹿田タクシー（後の西鉄タクシー）のビルがあり、チャンポンのおいしかった食堂「百万両」がその横にありました。日吉町から八女の方に向かうチンチン電車が町中を堂々と走っていました。チンチン電車はお年寄りや子供なら、駅でなくとも止めてと言えば適当に降ろしてくれました。花畑の歯医者に行く時はいつも真ん前で降りたものです。

幼稚園に行くために、行きは国鉄久留米駅方面に向かって進み六つ門前でバスを降ります。駅前の旭屋デパート（今の井筒屋）は当時唯一の高層建築でした。屋上には小さな遊園地があったので母に連れられてよく行ったものです。観覧車も回っていました。園の先生の迎えがあったかどうかは記憶にありませんが、とにかく六つ門前のバス停から歩いて幼稚園に着きます。レンガ造りの教会の塔をめざしての通園です。でも、僕は季節にかかわらず冬眠に入って長く休んだりしていたようです。長男が幼稚園の時に同じようによく休んで、また冬眠ですねと言われていました。親の子です。

父もこのルーテル教会に併設された日善幼稚園に通いました。親子二代お世話になったわけです。

六ツ門のバス停には名物の切符売りのおばさんがいて可愛がってもらいました。ほおかぶりしたおばさんの、日焼けしたしわだらけの顔だけはよく覚えています。大きな切符売りセットの入った厚手のムシロのような前掛け（エプロンではありません）をしていました。街角では松葉杖をつき白い着物を着た傷痍軍人さんたちがアコーディオンを弾いていました。六つ門の交差点付近は旭屋デパートと銀行以外のビルはなく、教会の塔がまわりからよく見えていました。

赤レンガの教会は当時から高すぎもせず、低すぎもせず、威圧感よりあくまでやさしく、人の背丈と町の大きさにぴったりのものでした。小さな運動場も当時の僕らにはりっぱすぎる広さでした。

その頃、僕の家には父の関係で書生同然の文学を志す青年が何人かいて、しばしば自転車に乗せられて送ってもらいました。町の風は子供にもやさしくゆったりと流れて、途中で自転車を止めてもらっては垣根ごしに採ったグミの実のすっぱかったこと。イチジクの実のあまかったこと。

すべてが手づくりの時代、子供がストレスを受けずに育った時代です。町の人と声かけ合いながら過ごした時代でした。

こうやって園に通い、遊び、学び、久留米の町の移り変わりを見てきた今、町が人間の背丈を超えてしまったように感じます。確かな人々が住む町があって確かな子供たちが育ったのではないでしょうか。教会の赤レンガの塔はまわりからもう見ることはできません。もっと大切なものを僕たちが失ったことを教えているようです。もう一度人間の身の丈の町をとりもどす。こんな夢を見ながら、日善幼稚園八十年の歴史とともにこれからのことを考えています。

(日善幼稚園八十周年記念誌寄稿)

日本福音ルーテル久留米教会はルーテル教会として日本で最も古い歴史を持つものの一つで、一九一八年(大正七年)十一月九日に献堂されたこの礼拝堂の設計はW・M・ヴォーリズです。上坂冬子が「天皇を守ったアメリカ人」と書いた、建築家で実業家のヴォーリズです。昭和二十年八月十一日の中心部のほとんどが焼き尽くされた久留米大空襲でも消失をまぬがれました。日善幼稚園は礼拝堂より以前、父の生まれた一九一五年(大正四年)に創設されています。

# おもいでに続くもの

「中学校同窓会の記念誌になんか書いてくれんね」。福岡教育大学附属久留米中学校の五十周年記念事業の世話をしている同窓の徳永積くんからの突然の電話です。記念行事に何も加勢ができなかった僕は罪滅ぼしで引き受けました。

同窓会の名簿、高牟礼会員名簿を何年ぶりでしょうか開いてみました。高牟礼ってどういう意味だったかな高良山の別称だったかなと思いながら第十七回生、昭和四十年三月卒のところを開きました。残念ながら所々に逝去の文字が見られます。合掌。

昭和三十七年の桜の咲く頃、まだ小学生の顔をした僕たちは両親に連れられ校門をくぐりました。附属小学校から大勢の友といっしょに入学した者、たった一人で緊張の入学式をむかえた者、小学生の顔はじきに、ちょっと気難しい中学生のそれに変わりました。

あのころはどんな時代だったのでしょうか。安保改定の騒動や三池争議がなんとか収束した後、植木等のスーダラ節の乗りで、日本は池田内閣の国民所得倍増計画の下、しゃにむに経済発展を目指していました。また、同時期には小児麻痺が大流行しています。ポリオウイルスによってハンディキャップを余儀なくされた大勢の人はそれからどういう人生を送られたのでしょう。

もう少しあの時代を調べてみようと、手元にある「西日本新聞に見る戦後五十年」の昭和三十七年を探します。その年の三月三十一日、義務教育諸学校の教科書無償となるとあります。五月には製薬会社が西ドイツでサリドマイド系睡眠薬の出荷を中止しています。つらい事件でした。忘れてはなりません。八月、堀江謙一青年の太平洋横断。「太平洋ひとりぼっち」。僕も読みました。薄い本でしたが海に浮かぶヨットの表紙を見ては、大海原とマーメイド号での航海を想像して、いつか自分もと思ったものです。十月、ファイティング原田世界フライ級チャンピオンになる。また同じ月には、実は核戦争に限りなく近づいていた一触即発のキューバ危機が勃発していたのです。この時、「ひょっとしたら戦争になるかもしれんね」と、大学教授の父上が米国留学をされ事情に詳しかった中村純くんと話したことを妙に覚えています。

晴れて入学した我々は、附中の歴史では多分例のない男子だけの一クラスと共学の二クラスで中学生活を開始しました。男子だけの汗臭いクラスに入ったあげく、福田大助先生と毎日授業前の早朝ランニングが続きました。後に聞いたところ先生も二日酔いの日はつらかったとのことでした。男だけのクラスはなぜか一年で解散、二年目からは全員共学となりました。昭和三十八年一月、この冬は記録的な大雪でした。校庭に降り積もった雪はまるで北国で、この年の三月はじめまで軒先や日陰に雪が残っていました。三月には悲しい事件吉展ちゃん誘拐が起こっています。六月にはソ連初の女性宇宙飛行士テレシコワの「私はカモメ」です。その超大国ソ連も、今や子供たちの地図帳には名前すらありません。今世紀中のこの変化を誰が予想したでしょうか。そして、十一月にはダラスでのケネディ大統領暗殺です。はじめての国際衛星中継での突然の訃報とその映像は衝撃的でした。身近な場所でのことで何よりも記憶に残っているのは、四百五十八人の犠牲者が出た三川鉱の炭塵爆発事故です。この時の一酸化炭素中毒後遺症で、今も療養生活を続けている人が多いことは忘れてはなりません。附属中学校の全生徒とほぼ同じ人数が一瞬に亡くなった事実に中学生なりに憤りを感じました。

この間も日本は着々と経済成長を続けます。我々二年生は、連日の塾通いで忙しい今の子供たちと違って、受験のこともまったく頭に無く、もっぱら牛島達郎先生の恋愛の行方なんかを気にしながら三学期を終了しました。先生はめでたく意中の同僚である井上先生と結婚され、今は福岡女学院大学で教鞭をとっていらっしゃいます。

そういえば牛島先生が担当の技術家庭科の椅子作り、不器用な僕は全面的に徳永君頼りだったのです。牛島先生、実は、あれは徳永君の作品でした。

昭和三十九年。巨人、大鵬、卵焼きの時代です。テレビで見た下筌ダム、蜂の巣城の大騒動。糞尿の雨。やまなみハイウェーは十月に開通しています。テレビの前で「波をちゃぷちゃぷ、ちゃぷちゃぷかきわけて」と、「ひょっこりひょうたん島」のテーマソングを夕食を待ちながら歌っていました。しかし、「ひょっこりひょうたん島」ならいいのですが、歴史はもっと右往左往、ベトナムは混迷を増し、冷戦も本格化していたのです。国内では、十月には東京オリンピックが開幕。この日は学校も休みでした。

そして、昭和四十年の春、クラス担任の金子、牛島、福田先生をはじめ、お世話になった先生方に送られ、それぞれの夢を胸に高校生となりました。

それから夢通りの道を歩んだたぶん少数の友人、そうはいかなかった大多数の友人も、家族や両親、そして、自分の仕事を守って頑張ってきました。だいぶ疲れが出ているかもしれないけれどなんとか団塊世代の根性を発揮しています。すでにおばあちゃんと呼ばれている同級生もいます。

このように僕たちの中学三年間は、振り返ってみると実は危なっかしい歴史の時代でした。そして、やがて永遠に続くと思われた経済成長も多くの問題を残して終わってしまったのです。

僕たちはまさに戦後のベビーブームの産物、団塊の世代です。市中の中学が一学年十数クラスというマンモス授業を実施していた時、やる気のある先生と、気配りに満たされた三クラスでの教育を、議論好きの友人達とともに受けることができたことは附属中学校に学んだからこそと感謝しています。

繁栄をともに享受した者として、次代にこの校庭に集まる子供たちへ伝えるべきことは何なのか、自分たちが体感してきたもので嫌悪すべきものはいったい何だったのか、責任ある振舞いだけは忘れずにおかねばならないと考えています。

あの頃のすがすがしさと羞じらいを思い出しながら、やがて我らも五十歳です。これからです。

（平成九年、福岡教育大学教育学部附属久留米中学校　創立五十周年記念誌に寄稿）

# 自転車通学

福岡学芸大学附属久留米中学校から久留米大学附設高等学校に進みました。諏訪野町の家からなだらかな勾配の道を自転車で高良山の方向に上っていくと、途中高良川を渡り十五分で学校に着きます。高良川の水は澄んでおり、川エビ、小魚、カワニナやサワガニも生息し、毎年蛍を見る事ができました。蛍は時には自宅の庭まで飛んで来たのです。附設高校にはまだ中学校が併設されておらず、久留米大学の商学部と医学部進学課程があった御井キャンパスの端っこに校舎がありました。昔の兵舎跡だったのでしょうか、床にはところどころ穴があいている木造平屋建ての古い建物でした。

夏目漱石の子供たちを東京の暁星で教えたことのある漢文の大石亀二郎先生をはじめ、個性的な先生ばかりでした。大石先生は暁星から戦前の久留米の明善中学に移り、そこで僕の父も教えました。特にクラスルームのようなものもなく、紙芝居のおじさんも持っていたような大きめのベルを用務員の人が校内を鳴らして歩き回ると、それが一日の始まりの合図です。合図とともに授業が始まり、合図とともに授業が終わり、それだけの繰り返しです。最初の試験があって、一番からビリの者まで全員の名前と成績が掲示板に貼り出されました。とんだところに入学したと思いましたが時すでに遅く、三年間成績を気にしながらここで過ごすしかありません。

始業のベルと同時に教室に駆け込んで来る国語の先生、魚眼レンズのような分厚い眼鏡をかけ教壇の段差でギャグのように必ずつまずいていた地理の先生、生徒が冬の定番ラグビーをしている授業中に愛車の洗車に暇なかった体育の先生、男子校で、時に羽目を外しながら旧制高校のようにのびのびと、少しばかり高齢の先生方から教育を受ける事が出来ました。昼食は大学の学食を利用していました。学食の食券売り場は一ヶ所で、何とか少将か中将の未亡人の方がそこにお座りになり、大学生と一緒に並び、彼女から購入するのです。チャンポンの汁の無いのが、その量によって並チャン、特チャンと二種類あり、腹加減に応じて決めます。他のメニューは全く覚えていません。たぶんまずかったのでしょう。一度大きな皿の特チャンをすっかり平らげたところ、一番下にゴキブリが寝ていました。少将か中将の奥様に報告したら、「あらら」と一言で終りました。

小学校以来の友人佐々友成君と内藤誠二君と一緒の自転車通学でした。まず、佐々君が近くの内藤君の家まで行き内藤君を誘います。そして佐々君と内藤君は僕の家まで来て僕を誘います。僕は二人が来てからやおら起きて準備をしますから、二人は外でしばらく待たねばなりません。そして、三人揃ってなだらかな上り坂を走り学校に着きます。ということで、しょっちゅう三人は遅刻をしていました。本当に申し訳ないことをしたと反省しています。附設高校は入学と同時に全員坊主頭になるのが規則でした。ラグビーボールとあだ名が付くくらい後ろでこの出た大きな頭の僕は、家族全員の説得もあり近くのマツオ床屋でしぶしぶ坊主にはなりましたが、鏡に映った自分の姿がショックでとても人にそれを見せる気にはなりません。学校にも行かないと部屋に閉じこもっていた時に、何人もの友人が、まるちゃん気にせんがいいよと慰めに来てくれました。内藤君と佐々君もそうです。校内マラソンでも精一杯頑張る内藤君は学業も優秀で、今は九州大学医学部の泌尿器科教授として活躍しています。佐々君は音楽の道に進みました。先年亡くなった石田秀樹君の一周忌の法要の日、寺の本堂で昔話をしながら開始を待っていた時にしみじみ言うのです。「小学校の時、君の姉さんが持っていたアメリカンポップスを聞いて音楽にのめり込みこの道に進んだんだ」。彼は大学の芸術学部に進み、その後ディレクターとして大きな仕事に関わってきました。ちあきなおみの最後の三枚のＣＤも彼の手によるものです。今は九州に帰って音楽評論などを続けています。親戚の者が前立腺がんで九州大学附属病院に入院しているので内藤君にお願いのメールを出していたところ、長い経過報告が届きました。お互い還暦を迎えるようになったので体に気をつけようと書き添えられていました。福岡での国際学会の準備で多忙をきわめているようです。

ちあきなおみのテイチク時代のアルバム「百花繚乱」はボーズのノイズキャンセラー機能付きのヘッドホンで聴くのが一番です。もちろん酒を飲みながら。酒はなんでも構いません。ちあきなおみなら、焼酎も、日本酒も、ブランディーもワインも、シャンペンだって変幻自在、酒を選びません。ただ一つ、一人で聴く事が肝心です。ポルトガルのファドにも通じる情念の歌い手に佐々君が惚れた理由が分かります。ファドとはポルトガル語で宿命とか運命とかいう意味だそうです。

佐々君は、自分が音楽の道に入ったのは僕の姉の持っていたレコードを聴いたからだと言いますが、決してそうではありません。久留米市花畑の彼の家に小学校の時からよくお邪魔していましたが、二階の畳の部屋に父上の趣味である音響機材と言えるぐらい大きくて立派なスピーカーとアンプがいくつも置いてありました。真空管が暖まるまで少し待って、彼がレコード盤に針をそっと落とし、プレイヤーに振動が伝わらないようにじっと聴いたあの音の感動は忘れられません。

附設高等学校の初代校長は板垣政参先生です。先生が当時の生徒達に、極東軍事裁判の結果に触れ、「戦勝国が敗戦した国の指導者を死刑にする事は正しいのだろうか」と涙されたと聞いたことがあります。生理学者でキリスト者であった板垣校長はA級戦犯として巣鴨で亡くなった陸軍大将板垣征四郎の兄上です。板垣征四郎が杉原千畝とともにユダヤ人難民の保護につとめ東洋のシンドラーと呼ばれた事を知る人はほとんどいません。

VIII

# 首輪をつけた山羊

亡くなるほんの少し前、父は懇意にしていた患者さんからボルゾイという犬種の子犬をいただくことを約束していました。母親か父親がチャンピオン犬で、その姿態の美しさを大変気に入ったからだと聞いています。しかし、約束をしてすぐ父は急逝してしまいました。どうしようかと思いましたが、僕が生まれてこの方、雑種、純血種を問わず犬のいなかった時がなかった我が家です、ちょっと前まで飼っていた犬が亡くなり寂しい思いをしていましたのでいただくことにしました。その時までボルゾイが何たるかは全く知りません。患者さんには急に父親を亡くした僕らへの気持ちもあったのだと思います。ありがたくいただきました。

子犬と聞いていたのにやってきたのは柴犬の成犬ぐらいの大きさです。おまけに足が長く毛も長くとても子犬には見えません。最初家の中で飼っていたのですが、母が寝ているベッドに飛び乗ったり、あっちこっちでおしっこしたり、うんちをしたり、大変でした。でも、夫を突然に亡くした直後の母です。やんちゃで大き過ぎる子犬を可愛いがっていました。ボルゾイ犬はロシア原産で昔はロシアン・ウルフハウンドと呼ばれていました。ボルゾイという意味はロシア語で俊敏だそうです。オオカミを狩るためのロシア貴族だけに許された猟犬です。

雄雄しく育てとアーサーと名付けました。みるみる大きくなり、犬の本に書いてある通り、もの静かで、よほどのことがないとワンとも吠えません。姿、形がいいと父が言ったのも納得です。言葉で形容しがたいのですが、猟犬としての昔と違って今は観賞犬の分類に入っていることも、洗練され気品のある優雅な美しさと性格から当然だと思われます。

と思っていたのですが、ある日のことです。得意げにアーサーを連れ散歩していた僕は、自宅近くの路上で年配の女性の患者さんに出会いました。会うなり、先生はなんで山羊ば連れとんなさると。えっ。返す言葉がありません。そう言えば身幅の狭い背の高い体形、独特な曲線を描く背中、細い顔立ち、白と薄い茶色の毛、山羊に似てなくもありません。でもアーサーは、あの紙を食べる山羊ではありません。あんなにぼーっとはしていませんし、一日中口をもぐもぐ動かしてもいません。我が家の知的で顔立ちの整った息子になんということを。僕は答えました。山羊じゃありませんよ、ボルゾイという種類の犬です。いささかむっとして答えましたがおかしくてしばらく一人笑いです。アーサーはこの犬の習性だと本に書いてある通りに、散歩中、僕が立ち止まったら横に来て僕の方に寄りかかります。前足で僕の足を踏んだまま体重をかけるのです。ここで僕とアーサーは互いの信頼関係を確認します。こんなこともありました。生涯女性を知らずに独身をとおしたアーサーは、本当のところは欲求不満がたまっていたのでしょう。たまたま嫁ぎ先から遊びにきた上の姉と庭で遊んでいたところ、急に後ろから姉の肩に両手をかけ立ったまま腰を動かし始めました。嘘のような話ですが本当です。生涯の伴侶を見つけてやれなかったことだけが心残りです。

このアーサー、今はペットの霊園で眠っています。丸山アーサー。白系ロシア犬。戒名はありません。僕の家は父方も母方も数代前まで神主の神道ですから。

# ココ

ミニチュア・シュナウザーのココは我が家の一員です。二〇〇二年生まれで今度の四月二十三日が満四歳の誕生日です。ドッグ・イヤーではすでに女盛りをむかえています。初潮を経験してすぐ断種手術をしましたので子供を産むことはできません。散歩もろくに連れて行かない薄情な我が家族ですが、その一員であると思ってくれています。うちにやって来たのが二〇〇二年の八月だったと記憶しています。血統書がどれだけ信頼できるのか怪しいのですが、それによると母方の祖父はヨーロッパ生まれだそうです。そうそう、いつでしたか、庭で遊んでいると思っていたら血だらけの鳩を得意げにくわえて帰り、相方は腰をぬかしそうになりました。猟犬の血が残っていることに驚いたものです。

三ヶ月位前までは苔や石や植木の間をぬって、全速力で走り回っていました。なぜか同じ所を走るのでけもの道ができているのです。ロバのパン屋さんが大好きです。僕が小学校の頃には、本物のロバがパカパカ引いていましたが、今ではトラックがパンを運んできます。昔と変わらぬロバパンのテーマソングが遠くから聞こえ始めると、キャンキャン鳴きながら尻尾を猛烈に振りつつ、けもの道を走ります。

食事はドッグフードで、やるのは相方の役目ですが、それでも嬉しいことに相方より僕のほうを愛しているようです。仰臥位で腹をやさしくさすられるのが大好きで、十分もすれば両目を閉じ恍惚となっています。手を離しても、我を忘れて二分間位そのままの姿勢です。ドッグフード以外は食物アレルギーからの皮膚炎が出るので、食生活は実に単調です。ともかく、相方より僕を愛してることは断言できます。庭に出したまま外出して帰ったときなど、帰宅した相方が呼んでもなかなか家に入ろうとしませんが、僕が帰宅し車のガレージのシャッターを閉めると、その音を聞きつけて、庭から居間に入れてもらおうとして身構えています。女の子ですがソルトアンドペッパー、つまりごま塩の毛むくじゃら、おまけに長い髭ですから他人には男の子にしか見えません。でも、僕には彼女の器量よしがよく分かるのです。どこから見ても女の子の表情をしています。親ばかといえばそれまでですがちゃんと分かるのです。

その彼女が三ヶ月位前から急に庭を走り回らなくなりました。ケージの中で日がな一日休んでいることが多くなりました。名前を呼ぶと短い尻尾をふりふり寄ってきますが、どうも以前ほどの活発さがありません。ある日気付きました。相方と顔を見合わせながら、「この子、ひょっとして目が見えてないんじゃない」。すぐかかりつけのペットクリニックに電話しました。

すぐいらっしゃいとのこと。不安な気持ちでワンちゃんやら猫ちゃんやらネズミさんやらリスさんやらの診察を待ち、やっと僕たちの順番です。ドクターはしばらく様子を観察して（ココは緊張しておしっこを粗相してしまいました）、曰く、「うーん、視力が落ちていますね」、「遠賀郡に眼の専門の先生がいらっしゃいますから行ってみませんか」、「紹介状を書きましょう」。詳しく知りたいのですがそれ以上は何もおっしゃいません。

翌日、相方が運転し僕がココを抱いて、眼科専門のアニマルドクターを受診しました。眼底検査など丁寧な診察の後、「ほとんど見えてませんね」、「遺伝性の網膜萎縮症です」、「シュナウザーには割りに多いんですよ」、「残念ながら治療法はありません」。帰宅の車の中は沈黙が続きます。一人いや一匹、ココちゃんだけがやけに元気です。

今やほぼ全盲のココですが、僕たちを癒してくれることには変わりがありません。仕事で嫌なことがあっても、ちょっと遊んでやっている間に忘れてしまいます。

# ココその後

私の家に、もはや全盲になってしまったミニチュア・シュナウザーのココがいることは以前お話ししました。ソルトアンドペッパーといえば洋風で格好がいいのですが、つまりごま塩頭、いや全身がごま塩のひげもじゃらの女の子です。実はもう熟女。福岡の有名店で手に入れたのですが、進行性網膜萎縮症とやらの遺伝性疾患で四歳にして急激に視力が低下して、やがて失明してしまいました。心ないブリーダーの無理な交配の影響の可能性もあるのだとか。でも、全盲の一匹の犬が私たち家族を頼っているのですから大切に見守っていくしかありません。

ほんの一年くらい前まで、垣根に沿った庭に自分専用のけもの道を作って道路沿いの数十メートルを、そこを通る通学の子供たちや、ゴミ収集車を追いかけ走っていました。宅急便のお兄さんとも顔なじみで、犬の美容院に行って不在のときなど、ココちゃんは今日はどこですかとよく尋ねられました。夜は室内のケージの中で寝ます。朝になって朝食を取り、と言っても一日一食一献立のドッグフードを食べた後、相方が庭に出してやります。外に出るときまって一番に朝の用を足し、それから嗅覚をクンクンフル稼動して、段差に注意しながら物にぶつからないようにして庭中をウロウロしています。運動量が減ったため、人間で言うところの大腿の筋ハムストリングスの萎縮が目立つようになりました。かといって散歩をさせようと首輪を付けて外に出ても、蛙のように道路にぺったり張り付いて先に進もうとはしません。庭以外のところは怖くて仕方がないのでしょう。しょうがないので日がな一日庭で過ごしていますが、何を思っているのかと考えてしまいます。

庭の隅に二人がけのブランコ状のイスがあるので、休みの日はそこに座り彼女に声かけしながら少しだけ過ごすようにしています。離れた駐車場に車を止めて勝手口から帰宅するのですが、姿が見える前にもうキャンキャン吠えています。家に入ると庭に面したリビングの広いガラス戸の外側でピョンピョン跳ねて出迎えてくれます。網戸はそこだけ破れてボロボロです。家の中に入れ、五分間くらいスキンシップをして遊んでやると満足して自分でケージに戻ります。

僕は生来の動物好きです。幼稚園の頃、隣家で生まれたスピッツの子犬が欲しくて、親からだめだと言われた時には一日中泣いていました。最初の犬はハローという名の秋田犬でいつも一緒に遊んでいました。口の中に指を突っ込んで吐きたくなっても絶対に噛まないのが自慢で友達にやってみせていました。家のテラスでハローを枕にしてボーッと空を見ていました。小学校では飼育部でウサギを飼ったこともあります。ウサギ小屋を近所の建具屋さんに頼みに行ったら、お易い御用と、それはりっぱなものを作ってくれました。おおらかな時代です。ウサギには水をやってはだめ、おからが大好物と教えられ、年中おからを食べさせていました。今はどうなのでしょう、まだおからでしょうか。動物好きと言っても開業医のぼっちゃんはいいかげんで薄情なものです。飼い犬を毎日散歩させるとか、えさをやるとか、飽きっぽい性格が災いしてウサギさんにもワンちゃんにも迷惑をかけました。

ココの前に飼っていた犬は、平成元年に知り合いから頂いた、親がチャンピオン犬の茶色に白のボルゾイ犬でした。アーサーと名付けました。アーサーと呼ぶ時、サーはｔｈの発音$\theta$でなくてはなりません。そのくらい洋風の犬でした。ボルゾイは鑑賞犬と分類されるだけに、すばらしい肢体と気品のある仕草をしているのです。犬の品評会に出て賞をもらったこともありました。

ある日、久留米署から「お宅の犬だと思うが、アフガンハウンドを署で預かっています」と突然の電話です。「アフガンハウンドではないからアーサーのことじゃない」と思いつつも犬舎を覗くともぬけの空です。お手伝いさんが犬舎の扉を閉め忘れていたのが原因です。何しろ最速を誇るロシア宮廷のみで飼うことを許された狩猟犬です。本能的に街に飛び出し、おまけにどこでどうしたのか分かりませんが、長い左足を骨折して久留米署に保護されていたのです。珍しい犬なので刑事さんが市内の犬の美容院いくつかに問い合わせ顔かたちを言ったら、それは多分丸山先生のところの犬だと分かったようです。引き取りに行ってそのまま獣医さんを受診し、即、骨折の手術です。手術はうまくいき、その後普通に歩けるようにはなりました。

それから十年近く経ち、我が家に来て十二年目になろうとする頃、ちょっとした段差も上がることが億劫なほど急に弱りだしてしまいました。まる二ヶ月間、相方と僕は歩くこと、立ち上がることが出来なくなったアーサーの介護をするはめになりました。寝たきり犬になり犬用のオムツをしていたのですが、排尿後と排便後は犬だってやっぱり不快なのです、真夜中でもウォーン、ウォーンと鳴いて知らせます。そのたびに起きだして、二人がかりでオムツ交換と体位交換をやりました。どういう最期を迎えたかはあまり書きたくはありません。ともかく、安らかに最期を迎え、今は動物専門の霊園で眠っています。こういうことがあって、別れが辛いし、面倒を見る自信もないので大型犬はもう飼わないことにしました。一年間は喪に服して、それでも次の犬を飼う気がせず、もう一年たってやって来たのがココです。

甘ったるい動物愛護の考え方には賛成しかねることが多くありますが、人間が長い歴史の中で作り上げてきた犬との関係は、人間にとって命のありようを考えるためにも必要なのでしょう。

ハローやアーサーがくれた思い出、ココが思い出させてくれた少年期の感性は業の深い医師という職業を続ける上でも大切なものなのです。

# ペット・ロス症候群

ペット・ロス症候群で飼い主が自殺してしまったとテレビが伝えていました。自殺防止のためには、「たかが犬」と思って飼うように、決して犬を擬人化して思い入れし過ぎないように、と識者のコメントも同時に流されていました。自殺は残った人をずっと苦しめますのでいけませんが、そう単純に言い切ることはできません。多分、自殺するほどその犬が生きている時に飼い主を癒してくれたのでしょう。これもテレビですが、阪神・淡路大地震でご主人を亡くされた神戸の方が、それから十五年間、仮設住宅の時もずっと連れ添った愛犬の死に、申し訳ないけど主人を亡くした時より辛かったとおっしゃっていました、本音だと思います。人間と人間の関係性も、人間と犬との関係性も他人には推し量ることはできません。

またまたココの話になります。目の見えない我が家の一員、雌のミニチュア・シュナウザー、ココは、今相方の実家にいます。六月末に義父が他界して、残った母の手伝いのため実家に帰った相方と娘に同行して行ったきりです。そのうち娘は残した学業のためロンドンにもどってしまい、幸い相方だけは僕を見捨てず帰ってきてくれましたが、ココはそのまま転居してしまいました。無類の犬好きの義母になついており、今更連れて帰るのも酷なのでそのままになっているのです。長年の連れ合いを亡くした義母の寂しさを紛らわしてくれていると思うと、それでいいのです。

父を亡くした後、母がよく言っていました。寂しい、お腹の中に、ぽっかり空洞ができたよう。

友人から聞きました。彼の門司の家では昔から大型犬ドーベルマンを飼っていたそうです。一匹が死ぬと次もドーベルマンと、四代に渡るドーベルマンとともに彼は大人になりました。彼が関東の医科大学に進学し自宅を離れて間もなくの時です、四代目の悲しい知らせが届きました。あのドーベルマンで普通の日本家屋ですからずっと外で飼っていたので、それまで決して勝手に家の中に上がり込むことはなかったそうです。そうしつけていたそうです。ある日、その四代目ドーベルマンが初めて庭からリビングに上がり込み、そのまま友人の部屋がある二階へ行く廊下の途中で、崖をよじ上るような姿で亡くなっていたというのです。友人は現場に居合わせなくてよかったと涙目になって話します。ドーベルマンを飼うのは四代目で終わりになりました。それから友人宅には犬のいない日が続いています。

# 犬一匹

アメリカの作家ポール・オースターの自伝的エッセイ集『トゥルー・ストーリーズ』を今読んでいます。訳は柴田元幸です。ポール・オースターは一九四七年の生まれですから同じ団塊世代として共感するものが多い作家です。八五年から八六年にかけてニューヨーク三部作を出してから脚光を浴び続けています。『トゥルー・ストーリーズ』は二〇〇四年に上梓されたものです。彼の短編に「ティンブクトゥ」という題のものがあります。老いた飼い主ウィリーとその犬ミスター・ボーンズの物語です。

ティンブクトゥとは、西アフリカにあるサハラ砂漠横断の要所であった町の名前だそうです。遠いところという意味もあると辞書には書いてあります。僕は昔からパソコンはＭａｃ派で、初期のＭａｃのソフトウェアにもティンブクトゥというのがありました。自分のＭａｃと別のＭａｃにこのソフトをインストールしておくとＬＡＮ経由で相手方のＭａｃを自分の机にあるように遠隔操作できるという画期的なものでした。当時はただのまじない言葉と思っていたのですが実在の場所でこういう意味があったことを知りました。

ずっと二人きりで生活していた飼い主と犬(正確には一人と一匹)。飼い主ウィリーが先立ってしまった後、一人ぼっちになったぱっとしない、そしてまぎれもない雑種犬のミスター・ボーンズが凄まじい交通量のハイウェイを横切ろうとするところでこの小説は終わります。ひょっとしたら、ドライバーのうちの一人が車を止めて自分を助けてくれ、新しい飼い主になるのかもしれない。最後にこう言ってミスター・ボーンズはハイウェイに飛び込みます。「そうでないなら、あわよくば、日暮れ前にウィリーの元に行けるだろう」。きっぱりとしたエンディングですが余韻が残ります。ユーモアも含まれた人生の宿命性を感じさせる小説です。

最近時々電車通勤をします。運動をしない僕は歩かないと筋力、体力が落ちるからです。すると今まで見えなかったものがいろいろ見えてきます。第三セクターの甘木鉄道の、当院に一番近い今隈駅から乗車して、西鉄電車に乗り換えるため小郡駅で降ります。甘木鉄道小郡駅の階段を降りる途中の踊り場に、なぜか小さな飲み屋があります。看板の位置具合から降りる時にしか見えません。なぜ駅の踊り場に飲み屋があるのか不思議です。ひょっとすると東京の品川駅とかで流行りの構内バーのはしりかもしれません。まあ、そんなことはないでしょうが、とにかく有名焼酎の名前付き看板が出ていますので飲み屋とわかります。どう見ても四、五人で満席になりそうです。いつか覗こうと思いますが、日のあるうちはとても恥ずかしいので、まだ寄っていません。踊り場のところに、恐らくパグと思しき犬が、階段を乗降する乗客を見下ろした形で、いつも伏せをして上目遣いで目だけ動かしています。恐らくパグだと言うのは、顔がどう見てもぺっちゃんこで実に不細工だからです。乗降客はその犬を蹴りそうになるのですが、上手にまたいだりしてよけています。パグの方はよけてくれるものと信じているのでしょうか、じーっとしています。その辺が面白いのです。

生来の犬好きの僕はこのパグにも物語を求めます。ミスター・ボーンズの潔さはないにしろ、日がな一日何を考えて乗客たちを見つめているのでしょうか。ひょっとするとたった一人の誰かのためにそうしているのかもしれません。あるいは、ギャンブラーのように命を賭けた雑種犬ミスター・ボーンズと違う東洋的な覚悟か諦観、それともタオイストの哲学があるのかとも考えます。

けれども僕はそのぺっちゃんこ顔の彼の頭を撫でようとは思いません。彼は彼で、僕は僕で生きていけばいいのです。今度会ってもまたいで通るだけです。

# あとがき

どんな拙文であろうと、今更反省の弁を述べたり、謙譲の言葉を添えるのはやめようと思う。一旦言葉にして書いたものは、それはそれで、その時の素直な思いなのであるし肯定するしかない。

八年前に地方の小さな医師会の会長になった時から、十日おきにインターネット経由で、会員のために自分の考えを披露することを続けた。医療の問題が大半を占めたが、個人的な思いも、お茶の時間のようなつもりで書いてきた。ここにまとめたものはそれがほとんどである。口語体になっているのはそのためで、くどく、力のない文章になった。

六十歳という節目の齢に、こうやって書きためたものを一覧してみると、自身の中で、いかに父と母の存在が大きかったかを改めて感じている。父の詩心は多少の過重でもあったし、母の母性もそうであった。両親の交遊の広さが煩わしくもあった。しかし、当然なことではあるが、幼い時であろうと、成人になってからであろうと、現在であろうと、両親とともに、それぞれの方々が僕自身を育んでくれたことを思い知ることになった。

父と母の戦争についてはもっと書くべきであったかもしれない。いずれの日か、僕自身の中で、自分自身の言葉と行動とがもっと同じ歩調を取り始めた時に、対峙して挑戦してみようと思っている。

一般的な意味でいうならば、団塊の世代の僕たちは間違いなく戦争という歴史の申し子であり、戦後の教育の中で、よきにつけ悪しきにつけ、現代の若者とは違った時間を共有している。ことさら自分たちが別物だと言っているのではない。自分たちへ与えられた役割を考える時、きちんとした継代者であったかどうかが疑問なのである。中の一篇で、戦争は終らない方がいいと書いたが、僕たちがこのこだわりを忘れ去った時に、健全な未来が来るとは思っていない。むしろ、こだわり続けることこそ必要なのではないだろうか。

また、ささやかなことが大切なことで、実に卑近で個人的なことこそ、その内部に普遍性を含んでいるとも思っている。自分自身に照らせば、そう思いつつも、生来の直線的で、かつ直感的な性格が災いし、大切な身近なものをいつも飛び越えてしまう。これからまだ続くと思うが、その都度、気付き、立ち止まり、考えることしかないと思う。

前沢政次先生と山本源太さんが「まえがき」を書いてくださった。前沢先生とは、先生が理事長をなさっている学会の一理事として、議論の場のお付き合いしかない。ただ、聞こえてくる先生と若い医師達との会話の端々に感じるものが多い。一度別の席でゆっくりお話をしたいものである。源太さんは、会えばほっとして、蓄積された肩の緊張がとれる人である。八女・星野村にある薪焚きの窯にこだわる彼の陶房には、年に一度も上ることはないのであるが、そのすべてを、準備された釉薬の発色前の色すら覚えている。親とはぐれたイノシシが流れてきたという清流の横の仕事場で、一言、二言しか話さないのであるが、僕はそれでよい。

石風社の福元満治さんとは今回を含めて三度しかお会いしていない。一度目は平成八年、同社が発刊した北九州の詩人みずかみかずよさんの詩集『いのち』が、第五回の丸山豊記念現代詩賞を受賞された時、二度目は確か木村栄文さんのお祝いの会だったと記憶している。この席で「あなたはいい顔をしている」と不躾に言った僕を満治さんは覚えていた。実はこの時、何か本にする時は無理を言ってでも、と決めていたのである。幸い、無理な申し出を引き受けてくださり、経験のない僕のため、スタッフの中津千穂子さん、藤村興晴さんともども、大変な労力を使わせることになってしまった。感謝にたえない。また、ほぼ全ての原稿の手伝いをしていただいた大内田冬子さんにも感謝する。

最後に、ほどよい距離を保ちつつ、いつも微笑んでくれている妻裕子の存在が僕にとって大きいことを申し添えておく。

丸山　泉（まるやま いずみ）
1949年　福岡県久留米市生まれ。医師。
著書　『いまどちらを向くべきか』（石風社）

# 父の話法

二〇一〇年五月一日初版第一刷発行
著　者　丸　山　　泉
発行者　福　元　満　治
発行所　石　風　社
福岡市中央区渡辺通二―三―二十四
電　話　〇九二（七一四）四八三八
FAX　〇九二（七二五）三四四〇
印　刷　正光印刷株式会社
製　本　篠原製本株式会社

＊価格は税込（5パーセント）価格です。

加藤知弘
## バテレンと宗麟の時代
＊地中海学会賞・ロドリゲス通事賞

戦国時代、それはキリスト教文明との格闘の時代でもあった――。アジアを目指すザビエル、トルレスら宣教師と大友宗麟の熾烈な葛藤のドラマを、国内外の史料を渉猟・駆使しながら世界史的視点で描いた力作　３１５０円

中村　哲
## 医者、用水路を拓《ひら》く
＊農業農村工学会著作賞

養老孟司氏ほか絶讃「百の診療所より一本の用水路を」。数百年に一度といわれる大旱魃《かんばつ》と戦乱に見舞われたアフガニスタン農村の復興のため、全長二五・五キロに及ぶ潅漑《かんがい》用水路を建設する一日本人医師の苦闘と実践の記録　【3刷】１８９０円

斎藤泰嘉
## 佐藤慶太郎伝　東京府美術館を建てた石炭の神様

日本のカーネギーを目指した九州若松の石炭商。巨額の私財を投じ日本初の美術館を建て、戦局濃い中、佐藤新興生活館（現・山の上ホテル）を創設、「美しい生活とは何か」を希求し続けた男の清冽な生涯を描く力作評伝　２６２５円

石牟礼道子全詩集
## はにかみの国
＊芸術選奨文部科学大臣賞

石牟礼作品の底流に響く神話的世界が、詩という蒸留器で清冽に結露する。一九五〇年代作品から近作までの三十数篇を収録。石牟礼道子第一詩集にして全詩集　【2刷】２６２５円

阿部謹也
## ヨーロッパを読む

「死者の社会史」から「世間論」まで、西洋中世における近代と賤民の成立を鋭く解明する〈阿部史学〉の刺激的エッセンス。西欧的社会と個人、ひいては日本の世間をめぐる知のライブが、社会観／個人観の新しい視座を拓く　【3刷】３６７５円

ジミー・カーター著／飼牛万里訳
## 少年時代

米国深南部の小さな町。人種差別と大恐慌の時代、家族の愛に抱かれたピーナッツ農園の少年が、黒人小作農や大地の深い愛情に育まれつつ、その子供たちとともに逞しく成長する。全米ベストセラーとなった、元米国大統領の傑作自伝　２６２５円

＊価格は税込（5パーセント）価格です。

藤田洋三

## 世間《せけん》遺産放浪記

働き者の産業建築から、小屋、屋根、壁、近代建築、職人、奇祭、無意識過剰な迷建築まで、庶民の手と風土が生んだ「実用の美」の風景。沸騰する遺産ブームの中で、見過ごされてきた庶民の遺産を全国に追った旅の記録（オールカラー二五〇葉）

【2刷】2415円

浅川マキ

## こんな風に過ぎて行くのなら

ディープにしみるアンダーグラウンド――。「夜が明けたら」、「かもめ」で鮮烈なデビューを飾りながら、常に「反時代」的でありつづけた歌手。時代を、気分を遠雷のように照らし出す唯一のエッセイ集。マキの肉声が聴こえる

【3刷】2000円

石村善右

## 仙厓百話

仙厓さんの嫌いなものは俗物・成金・侍で、子どもや貧乏庶民には、心底温かい、軽妙洒脱で粋な方――。日本で最初の禅寺として知られる博多・聖福寺の和尚・仙厓さんの逸話集（書画多数）

【2刷】1575円

岩崎京子

## 久留米がすりのうた　井上でん物語

久留米がすりの創始者・井上でん。祖母の機織りを手伝いながら、好奇心のかたまりとなって「おでん加寿利」を創作した少女期から、天才発明少年・からくり儀右衛門と出会い、可憐な「あられ織」の紋様を作り出すまでの前半生描いた長編

1575円

小林澄夫

## 左官礼讃《らいさん》

日本で唯一の左官専門誌「左官教室」の編集長が綴った、土壁と職人技へのオマージュ。左官という仕事への愛着と誇り、土と水と風が織りなす土壁の美しさへの畏敬と、殺伐たる現代文明への深い洞察に貫かれた左官のバイブル

【7刷】2940円

工藤信彦

## わが内なる樺太　外地であり内地であった「植民地」をめぐって

十四歳で樺太から疎開した少年の魂が、樺太四十年の歴史を通して国家を問う。忘れられた歳月の本源的な意味を、詩人の眼を通して綴った労作

2625円